DE LA MÉTHODE

HOMŒO - ORGANO - DYNAMIQUE ET DYNAMOGÉNIQUE

DU PROFESSEUR

BROWN-SÉQUARD

DANS LA SÉNILITÉ, LA FAIBLESSE GÉNÉRALE, L'IMPUISSANCE,
LES MALADIES CHRONIQUES ET LES AFFECTIONS RÉPUTÉES
INCURABLES

Par le Docteur FLASSCHŒN

de la Faculté de Médecine de Paris

OUVRAGE A LA PORTÉE DES GENS DU MONDE

« Similia similibus curantur » (Les semblables sont guéris par les semblables).

HAHNEMANN.

« Simile sui simile curat » (Le semblable guérit son semblable).

PARACELSE.

« Le principe vital est une puissance innée, organisante, génératrice ; il est le fondement des forces naturelles ; il est le génie intime de tout l'être vivant ».

HERDER.

« Les maladies sont des suites d'affection du principe vital ; elles sont déterminées par l'action de causes morbifiques agissant d'après les lois qui le régissent, et les impressions dynamiques qu'on lui fait subir, peuvent le ramener à l'état normal. »

BARTHEZ.

PARIS

BAILLIÈRE ET FILS, ÉDITEURS
19, RUE HAUTEFEUILLE, 19

1898

DE LA MÉTHODE

ÆO-ORGANO-DYNAMIQUE ET DYNAMOGÉNIQUE

DU PROFESSEUR

BROWN-SÉQUARD

TRAVAUX DU MÊME AUTEUR

Les principes de l'Homœopathie clairement et succinctement exposés aux gens du monde.

L'Homœopathie prouvée par ses adversaires.

Du traitement homœopathique du choléra, et des moyens de s'en préserver.

L'Enseignement de l'Homœopathie dans les Facultés de Médecine et son application dans les hôpitaux, considérés comme mesures urgentes de progrès, d'humanité, et de salut public.

L'Homœopathie et l'Allopathie comparées.

*Etude critique de l'ouvrage de thérapeutique de MM. Trousseau et Pidoux, démontrant que ces auteurs célèbres ne sont souvent que **des homœopathes inconscients**.*

De l'alimentation hygiénique-reconstituante.

POUR PARAITRE PROCHAINEMENT :

Le triomphe de l'Homœopathie *dont la vérité est péremptoirement prouvée par la tradition médicale, les travaux et les aveux des allopathes, et les méthodes de* Jenner, Pasteur *et* Brown-Séquard.

De l'action homœopathique des eaux minérales.

DE LA MÉTHODE

HOMŒO - ORGANO - DYNAMIQUE ET DYNAMOGÉNIQUE

DU PROFESSEUR

BROWN - SÉQUARD

DANS LA SÉNILITÉ, LA FAIBLESSE GÉNÉRALE, L'IMPUISSANCE,
LES MALADIES CHRONIQUES ET LES AFFECTIONS RÉPUTÉES
INCURABLES

—

Par le Docteur FLASSCHŒN

de la Faculté de Médecine de Paris

OUVRAGE A LA PORTÉE DES GENS DU MONDE

« Similia similibus curantur » (Les semblables sont guéris par les semblables).

HAHNEMANN.

« Simile sui simile curat » (Le semblable guérit son semblable).

PARACELSE.

« Le principe vital est une puissance innée, organisante, génératrice ; il est le fondement des forces naturelles ; il est le génie intime de tout l'être vivant ».

HERDER.

« Les maladies sont des suites d'affection du principe vital ; elles sont déterminées par l'action de causes morbifiques agissant d'après les lois qui le régissent, et les impressions dynamiques qu'on lui fait subir, peuvent le ramener à l'état normal. »

BARTHEZ.

PARIS

J. BAILLIÈRE ET FILS, ÉDITEURS
19, RUE HAUTEFEUILLE, 19

—

1898.

AVANT-PROPOS

—

Bien qu'elle date déjà de quelques années, la méthode du professeur Brown-Séquard — laquelle, nous nous hâtons de le dire, est en parfaite harmonie avec les principes de l'Ecole homœopathique — est encore fort peu connue des gens du monde aussi bien que de la plupart des médecins.

Comme on a beaucoup entendu parler des effets favorables que produisent les injections hypodermiques (1) d'extrait testiculaire sur les hommes âgés dont les facultés génésiques (2) sont amoindries ou annihilées, on s'est imaginé que la méthode de l'illustre académicien était restreinte à cette application spéciale ; mais c'était

(1) Du grec : ὑπο (upo), sous, et δερμα (derma), peau : sous la peau.

(2) Du grec : γενεσις (génésis) génération : faculté d'accomplir l'acte de la génération.

n'envisager là qu'un petit côté de la question.

Certes il est incontestable que le liquide orchitique (1), par l'affinité élective qu'il possède pour les parties congénères, correspondantes aux organes dont il provient, c'est-à-dire, par son action homœo-organodynamique (2), a la propriété d'augmenter la vitalité des fonctions génitales ; mais en vertu de cette même affinité, il est également très efficace dans le traitement des affections des testicules et des troubles qui en dépendent. Au surplus, l'expérience a surabondamment démontré que l'extrait testiculaire, préparé avec tout le soin et toutes les précautions indispensables, puisé dans des organes encore pleins de vitalité, est le véhicule par excellence de la force vitale, force qu'il est susceptible de communiquer à tout l'organisme affaibli de l'homme et des animaux, produisant

(1) Du grec : ὄρχις (orchis), testicule : qui provient du testicule ou qui concerne le testicule.

(2) Du grec : ὅμοιον (homoion), semblable, ὄργανον (organon), organe, et δύναμις (dunamis), force : action produite par une force provenant d'un organe semblable à celui dont on veut modifier l'état,

ainsi un relèvement progressif de toutes les fonctions physiologiques (1), et partant, une nutrition générale (2) plus active et plus complète.

Employé à l'âge où la vitalité tend à diminuer et où le jeu de tous les organes s'effectue d'une manière moins énergique que dans la jeunesse, le liquide orchitique (3), cette puissance incomparable, augmentera les forces vitales, maintiendra l'harmonie physiologique, retardera la décrépitude sénile et permettra d'atteindre un âge avancé, sans trop souffrir des infirmités qui en sont ordinairement les tristes attributs.

Ce relèvement des forces vitales peut aussi suffire, dans bien des cas, à assurer

(1) Du grec : φύσις (phusis), nature et λογος (logos), traité. On nomme physiologie, la partie de la biologie qui a pour sujet les corps vivants et pour but la connaissance des actes et phénomènes qu'ils manifestent, ainsi que le rapport existant entre ces actes et les parties de l'organisme qui les accomplissent.

(2) Du latin : *nutrire*, nourrir. Propriété élémentaire des corps organisés, caractérisée par le double mouvement continu de combinaison et de décombinaison, que présentent, sans se détruire, les éléments anatomiques de ces êtres, végétaux et animaux.

(3) Testiculaire. Voir la note (2) de la page II.

la guérison d'un grand nombre de maladies entretenues par l'alanguissement et la misère physiologique; il peut également favoriser beaucoup l'action des médicaments homœopathiques (1), mieux dénommés : homœo-pharmaco-dynamiques (2) et celle des agents synergiques (3): *l'électricité, le massage, le magnétisme minéral et animal, la psychothérapie* (4) *hypnotique* (5),

(1) Du grec: ὅμοιον (homoion), semblable, et πάθος (pathos), souffrance, maladie : méthode thérapeutique positive, consistant à traiter les maladies à l'aide de doses *modérées* de médicament qui, employés *à fortes doses*, ont la propriété de produire des lésions et des symptômes *semblables* à ceux qu'on se propose de combattre.

(2) Du grec: ὅμοιον (homoïon) semblable, φαρμακον (pharmacon), médicament, et δυναμις (dunamis), force : force pharmaceutique agissant d'une manière semblable aux symptômes de la maladie, c'est-à-dire dans le sens de la nature.

(3) Du grec: συν (sun), avec, et εργον (ergon), ouvrage : adjuvants.

(4) Du grec : ψυχή (psuché), âme, et θεραπευειν (thérapeucin) soigner, guérir : méthode thérapeutique qui consiste à pallier les maladies ou à les guérir en agissant sur l'âme du patient.

(5) Du grec : ὕπνος (hupnos), sommeil. La psychothérapie hypnotique est la méthode qui consiste à agir sur l'esprit du malade pendant le sommeil provoqué ; c'est ce qu'on nomme *la suggestion thérapeutique.*

la métallothérapie (1), *l'hydrothérapie et la gymnastique*, qui, comme l'homœopathie, appartiennent tous au domaine de la dynamothérapie.

Mais il y a plus encore dans la méthode de Brown-Séquard.

Il est d'ores et déjà acquis à la science que, de même que le suc orchitique a la propriété de modifier dynamiquement (2) la texture des testicules et contribue ainsi largement à la guérison des altérations dont ils sont le siège ; de même les liquides extraits d'autres organes, *possédant une affinité élective pour les organes correspondants,* peuvent tout aussi bien en modifier la vitalité et l'état pathologique et aider puissamment à leur guérison.

C'est ainsi que les injections des liquides extraits *des ovaires, de la glande thy-*

(1) Du grec : μεταλλον (métallon) métal. et θεραπευειν (thérapeuein), soigner. Cette méthode thérapeutique consiste dans l'application sur la peau, de plaques composées de différents métaux dont on recherche les effets dynamiques. Cette méthode qui a rendu de grands services dans le traitement des maladies nerveuses, a surtout été préconisée par le Docteur Burq.

(2) Du grec : δυναμις (dunamis) force : à la manière d'une force.

réoïde, de la prostate, des ganglions lymphatiques, du foie, du pancréas, de la rate, du poumon, du cerveau, de la moelle, des reins, des muscles, du cœur, de l'estomac, etc., sont très utiles dans le traitement des maladies des organes homonymes.

On le voit, la question est plus importante et plus complexe qu'on ne le croit généralement, et il était nécessaire que le public fût parfaitement renseigné sur tous les avantages que présente la méthode du professeur Brown-Séquard, et en même temps, sur sa parfaite innocuité.

C'est le but que nous avons voulu atteindre en publiant cet opuscule écrit simplement de manière à ce qu'il fût bien compris par tout le monde.

Puisse-t-il vaincre l'indifférence et les préjugés par lesquels sont toujours accueillies les vérités naissantes !

I

Historique de la méthode de BROWN-SÉQUARD.

« Similia similibus curantur » (Les semblables sont guéris par les semblables).

HAHNEMANN,

« *Simile sui simile quærit* » (Le semblable
recherche son semblable).

PARACELSE,

« Le principe vital est une puissance innée,
organisante, génératrice ; il est le fohdement
des forces naturelles ; il est le génie intime
de tout l'être vivant ».

HERDER.

« Les maladies sont des suites d'affection
du principe vital ; elles sont déterminées par
l'action de causes morbifiques agissant d'après
les lois qui le régissent, et les impressions
dynamiques qu'on lui fait subir, peuvent le
ramener à l'état normal. »

BARTHEZ,

Dioscoride, médecin grec né à Anazarbe ou
Cœsarea Augusta, en Cilicie, vers le commencement de l'ère chrétienne, a le premier proposé des moyens thérapeutiques (1) offrant une
certaine analogie avec la méthode hommo-
organo-dynamique (2) de Brown-Séquard.

Il conseilla de faire manger par les personnes

(1) Du grec : θεραπεύειν (thérapeuein), guérir : servant
à guérir.
(2) Voir la note (2) de la page II.

enragées le foie rôti du chien qui les avait mordues — parce qu'il croyait que la cause de la rage résidait dans cet organe — et il préconisa contre les helminthes (1) l'emploi *de vers de terre grillés.*

Au XVI° siècle, le grand Van Helmont fit également mention d'agents curatifs semblables.

En 1840, le Docteur Hermann, médecin homœopathe à Thalgau, près de Salzbourg, a publié un ouvrage tendant à établir « *la puissance médicatrice de la substance des organes, dans les maladies des organes homonymes* », et dans lequel, entre autres choses, il parle de l'*hépatine* (2), préparée de la manière suivante, avec le foie d'un renard qu'on vient de tuer, foie dont on a enlevé la vésicule biliaire :

On coupe cet organe en petits morceaux et on verse dessus de l'alcool ; le tout est tenu pendant huit jours dans une petite chambre dont la température est modérée, puis on l'agite souvent et l'on filtre la liqueur avec du papier brouillard. Cette « teinture de foie de renard » a été, d'après Hermann, constamment efficace dans le cas de tuméfaction, d'inflammation, d'induration du foie, d'ictère (3) et de constipation. Hermann administrait cette liqueur pure

(1) Du grec : ελμινς (helmins), ver. Le mot helminthes signifie : vers intestinaux.

(2) Du grec : ηπαρ (hépar), foie.

(3) Du grec : ιχτερος (ictéros), jaunisse.

plusieurs fois par jour. Cet auteur traita de la même manière les poumons et la rate du renard et il administra ces préparations dans les cas de maladies des poumons et de la rate. Ces produits reçurent les noms de *pulmonine* (1) et de *liénine* (2).

Le Docteur Gross, médecin homœopathe allemand, a déclaré en avoir obtenu les résultats les plus satisfaisants.

Il y a quelques années, le Docteur Brown-Séquard, Professeur au collège de France, membre de l'Institut, a eu l'idée de combattre la sénilité en injectant sous la peau des vieillards un liquide extrait des testicules d'animaux jeunes et vigoureux.

L'éminent physiologiste eut la précaution de choisir d'abord comme sujets, des animaux mâles, âgés et faibles, sous la peau desquels il injecta du liquide testiculaire provenant de mammifères pleins de vitalité.

Voici comment il prépara ce liquide.

Aussitôt après la castration, il divisa ces testicules en plusieurs fragments et les tritura dans un mortier avec un peu d'eau tiède, de façon à en faire sortir autant de suc que possible. Après une nouvelle addition d'eau, il versa tout le liquide obtenu sur un filtre en papier. La filtration se fit lentement et il recueillit un

(1) Du latin : pulmo. poumon.
(2) Du latin : lien, rate.

liquide peu transparent et légèrement teinté de rose. Les premières expériences eurent lieu sur de vieux chiens. Dès les premières injections M. Brown-Séquard observa que ces animaux présentaient plus de vitalité, que leur nutrition était plus active, et que leurs fonctions sexuelles s'accomplissaient d'une manière beaucoup plus ardente qu'auparavant.

D'autres essais furent faits également sur de vieux lapins et donnèrent des résultats tout aussi satisfaisants.

Encouragé par ces expériences si concluantes, l'illustre académicien n'hésita pas à s'instiller aussi sous la peau, à plusieurs reprises, une certaine quantité de ce liquide testiculaire qui paraissait posséder des vertus régénératrices aussi remarquables. Les mêmes effets se produisirent. Brown-Séquard fut heureux de constater qu'en fort peu de temps, il avait recouvré ses forces ; que le travail qui, depuis quelques années était pénible et fatigant, était devenu facile et productif ; que les mouvements musculaires s'exerçaient bien plus aisément ; que les garde-robes qui ne se produisaient depuis très longtemps qu'à l'aide de l'irrigateur ou des laxatifs, s'effectuaient spontanément et normalement ; et que *certaines fonctions* qui s'étaient engourdies, s'étaient réveillées. Après l'obtention de ces remarquables effets, Brown-Séquard suspendit les injections. Pendant plus de quatre semaines toutes les améliorations produites persistèrent, puis graduellement la faiblesse primitive reparut, ce qui constitua une excellente contre-épreuve.

Au surplus, le savant physiologiste pratiqua aussi des injections de liquide orchitique sur des sujets non prévenus des effets qu'on en attendait et les mêmes phénomènes décrits par lui, se résumant en une augmentation considérable des forces, se produisirent. Il crut pouvoir conclure de ces expériences que les effets observés sur lui-même ne dépendaient pas d'une disposition personnelle ou d'une auto-suggestion, mais qu'ils étaient bien dus à une augmentation des forces vitales, de la puissance des centres nerveux, de l'énergie nutritive, (dynamogénie) (1), aussi bien qu'à une action élective exercée sur les testicules dont l'activité se trouve ainsi accrue. (Homœo-organo-dynamie.)

En 1889, M. Brown-Séquard (2) fit part de son admirable découverte à la Société de Biologie et à l'Académie des sciences, mais sa communication fut reçue par ces aréopages de savants, avec autant d'incrédulité, d'ironie et de sarcasmes qu'en subirent Harvey, lorsqu'il entretint de la circulation du sang les savants de son époque ; Jenner, lorsqu'il exposa sa découverte de la vaccination ; Mesmer, lorsqu'il parla de la force

_____

(1) Du grec : δυναμις (dunamis), force et γενεσις (génésis), génération : production de force.

(2) Il avait à cette époque 72 ans.

magnétique ; Hahnemann, quand il proclama la vérité thérapeutique de la loi des semblables ; et bien d'autres novateurs qui ont dû boire jusqu'à la lie la coupe amère des avanies et subir parfois les persécutions les plus odieuses, mais dont les noms brillent aujourd'hui en lettres flamboyantes sur le frontispice du temple de la science !

L'éminent académicien ne se laissa pas abattre par l'hilarité, le persiflage, et les plaisanteries de mauvais goût qui ont été les seuls arguments de ses détracteurs et il continua à poursuivre ses travaux avec une ardeur toute juvénile et une conviction aussi profonde qu'inébranlable.

Bientôt il fut suivi dans la nouvelle voie qu'il a ouverte au progrès médical, par un grand nombre de médecins qui, après des expériences multiples, furent unanimes à admettre l'action dynamogéniante (1) des liquides testiculaires dans les cas de *déchéance vitale*, et à déclarer que, dans le traitement des maladies qui en sont les conséquences et même de celles qui sont dues à d'autres causes, la cure peut être favorisée par ces liquides, qui, sans conteste, augmentent notablement la puissance d'action du système nerveux et surtout celle de la moelle épinière. En outre, quelques praticiens, sous l'inspiration de Brown-Séquard, ont employé

(1) Du grec : δύναμις (dunamis), force et γένεσις (génésis), génération : productrice de force.

les injections hypodermiques (1) de liquides extraits d'autres organes : *moelle ; cerveau ; ovaires ; pancréas ; foie ; ganglions, poumons, cœur,* etc., dans le traitement des affections des organes homonymes et ont obtenu par l'emploi de ces agents *homœo-organo-dynamiques* (2), des résultats remarquables que notre expérience personnelle corrobore d'ailleurs chaque jour.

(1) Du grec : ὑπό (upo), sous, et δέρμα (derma), peau : qui se pratique sous la peau.

(2) Du grec : ὅμοιον (omoion), semblable ; ὄργανον (organon), organe, et δύναμις (dunamis), force. Forces thérapeutiques provenant des organes semblables à ceux dont on se propose de guérir les affections.

II.

Des travaux publiés par un grand nombre de praticiens, nous extrairons quelques observations démontrant à l'évidence les effets favorables des injections de suc testiculaire :

1° Dans l'affaiblissement des vieillards, et l'alanguissement de leurs fonctions (*sénilité*) ;

2° Dans les cas de faiblesse générale à tout âge, et dans l'anémie ;

3° Particulièrement dans l'impuissance ;

4° Dans les maladies graves, chroniques, et réputées incurables.

Ensuite nous parlerons de l'efficacité des liquides extraits des organes divers dans le traitement des affections des organes correspondants : (Homœo-organo-dynamie).

———

1° Action dynamogéniante du suc testiculaire dans l'affaiblissement des vieillards et l'alanguissement de leurs fonctions (SÉNILITÉ).

OBSERVATION I.

Sénilité. — Homme soixante-huit ans, quitte peu son lit ; grande faiblesse ; peu d'appétit ; plus d'érections depuis quelque temps ; pas de garde-robes sans lavements. Après quelques injections, il se promène avec plaisir, se sent plus fort ; appétit considérablement augmenté ; érections matinales complètes ; selles sans le secours de l'irrigateur.

Dr VARIOT, de Paris.

OBSERVATION II.

Sénilité. — Un forçat infirme de 75 ans, avait passé le tiers de sa vie en prison ; grande faiblesse des jambes ; marche avec difficulté, même en s'aidant d'un bâton ; son échine se courbe, et il est presque toujours couché ; il mange peu et sa digestion est irrégulière. On lui a fait la première injection le 27 juillet, une autre le 20 et la troisième le 31. Après la troisième injection, il a jeté son bâton ; il marche droit et avec assurance sans aucune assistance sentant ses membres ravivés ; son appétit est devenu si grand que la ration ordinaire ne lui suffit plus.

Dr A. SZIKSZAY, de Buda-Pesth.

OBSERVATION III.

Sénilité. — Autre forçat, 60 ans, très affaibli par des maladies chroniques ; il n'a pas marché depuis longtemps et se tient d'ordinaire assis dans le jardin de la prison. La première injection fut faite le 20 juillet, et aussitôt le malade sentit ses pieds se raffermir. Après la deuxième injection, le 31 juillet, il a pu marcher, sans être obligé de s'arrêter, de sept heures du matin à midi. Il n'éprouvait pas de fatigue ; son appétit s'était de beaucoup amélioré, ses traits exprimaient plus de vivacité.

Dr A. SZIKSZAY, de Buda-Pesth.

OBSERVATION IV.

Sénilité. — M. Douls, âgé de 77 ans, était triste et débilité ; son ouïe était presque perdue, sa digestion était très difficile et sa vue extrêmement affaiblie. Après quelques injections la gaîté et les forces sont revenues ; il entend maintenant parfaitement le tic-tac de sa montre et, ce qui est à noter plus particulièrement, ses digestions se sont régularisées et sa vue s'est améliorée à ce point qu'il peut lire couramment et sans lunettes, un journal imprimé en caractères ordinaires.

Dr MUCIO-MOYCAT, de Mexico.

OBSERVATION V.

Sénilité. — Dame âgée de 68 ans, décrépite avec cataracte sénile et se plaignant de manque d'appétit et de sommeil. Les données du premier jour furent, pouls 80 ; vision 4 et demi ; force 10 ; température 36,8 ; ne peut distinguer les couleurs ; état général très débilité. Après 5 injections faites les 4, 6, 0, 11 et 13 septembre, la dame nous dit être pleine de satisfaction, que son état général s'est transformé, qu'elle se sent légère, avec de la force, de l'appétit, du sommeil, choses dont elle avait beaucoup perdu l'usage depuis trois années ; tandis que maintenant elle dort 5 à 6 heures sans interruption ; sa vue s'est si bien améliorée qu'elle distingue les couleurs et lit déjà sans difficulté des caractères de 3 millimètres, soit un millimètre et demi plus petit que le premier jour. Cette dame a aujourd'hui 84 pulsations ; 16 livres de forces et température normale.

Dr Mucio-Moycat, de Mexico.

OBSERVATION VI.

Sénilité. — Une vieille dame de 72 ans, alitée depuis huit mois, extrêmement débilitée, incapable même de s'asseoir sur son lit sans assistance, marche aujourd'hui après 5 injections, parcourt toute sa maison, et soulève facilement un poids de 18 livres. De fortes douleurs qu'elle avait aux jambes, et qui l'empêchaient de marcher, ont disparu.

Dr Suzor.

OBSERVATION VII.

Sénilité. — M. E.., 72 ans ; grande faiblesse, nutrition très languissante ; peut à peine se tenir debout et encore moins marcher ; passe jour et nuit dans un fauteuil ou au lit ; constipation opiniâtre. Après divers traitements sans succès, douze injections sous-cutanées furent faites en quatorze jours. A la troisième, un mieux marqué s'est manifesté dans l'état général du sujet ; les facul-

tés intellectuelles et l'énergie musculaire gagnè-
rent en activité. Cinq semaines après la première
injection, le malade put faire à pied trois kilomè-
tres.

Dʳ Mora.

OBSERVATION VIII.

Sénilité. — Homme, 56 ans, ne pouvant guère
rester debout ni marcher pendant quelques instants sans être obligé de s'asseoir. Après quelques
injections, il gagna considérablement en force,
devint gai, plein d'entrain ; son appétit augmenta
beaucoup.

Dʳ Variot, de Paris.

---

*2° Action dynamogéniante du suc testicu-
laire dans les cas de faiblesse générale à
tout âge.*

OBSERVATION I.

Faiblesse générale. — M. le Dʳ X., 42 ans,
chirurgien de la marine, a fait un long voyage au
Congo, au cours duquel il a contracté les fièvres
intermittentes pernicieuses et une dysenterie grave. Rapatrié depuis 18 mois, les forces ne revenant
pas, malgré un régime bien approprié, une médication tonique bien indiquée et plusieurs cures
climatériques, M. le Dʳ X. a suivi, du 17 au 22
mars, un traitement de 12 séances de deux injec-

tions d'un centimètre cube de suc testiculaire. Dès
la cinquième injection, M. le Dr X. allait mieux ;
à la douzième, le rétablissement des forces était
complet ; le 3 mai, il reprenait la mer en parfaite
santé, ayant engraissé de 0 kilogrammes.

Dr GOIZET, de Paris.

OBSERVATION II.

Faiblesse générale. — M. X., médecin à
Paris, 35 ans, atteint de faiblesse très notable et
d'impuissance sexuelle. Après six injections (deux
par jour), augmentation de force (50 au lieu de 40
au dynamomètre) (1) et possibilité de relations
sexuelles.

Dr VARIOT, de Paris.

OBSERVATION III.

Faiblesse générale. — Homme, 54 ans, atteint d'anémie et de grande faiblesse. On fait deux
injections de liquide testiculaire. Le soir, sensation
de bien-être inaccoutumé qui dure le lendemain.
Il a, dit-il, la tête plus libre, les membres plus
souples, et plus de force. L'œil est beaucoup plus
vif ; il peut marcher sans fatigue, etc. La puissance sexuelle disparue revint.

Dr VARIOT, de Paris.

(1) Du grec : δύναμις (dunamis), force, et μετρεῖν, (mé-
trein), mesurer. Instrument qui sert à mesurer les
forces musculaires.

OBSERVATION IV.

Faiblesse générale. —Homme, 34 ans, très épuisé, avait eu constamment et péniblement à lutter pour vivre, et cela dans un climat très chaud, était arrivé à vouloir se tuer. Immédiatement après les injections, il s'est senti fort et vigoureux ; il s'est débarrassé de ses sentiments morbides et a entrepris une nouvelle occupation qu'il poursuit avec une grande énergie, et les bons effets des injections continuent depuis cinq mois.

D' CRIVELLI, de Melbourne.

OBSERVATION V.

Faiblesse générale.—Homme 44 ans. Après avoir abusé de liqueurs alcooliques, il devint morphinomane. Lorsqu'on suspendait graduellement l'emploi de la morphine, les symptômes les plus dangereux se manifestaient. Sa condition, au moment du traitement, était des plus pénibles : perte complète du sommeil, de l'appétit et de la puissance musculaire. Il avait perdu considérablement de son poids ; ses facultés mentales avaient diminué, ainsi que sa mémoire. Il reçut de septembre à novembre huit injections (1). Le résultat fut le même après chaque injection, mais la période d'amélioration, à chaque fois, devint plus

(1) Ce nombre d'injections était assurément insuffisant, et l'amélioration aurait progressé bien plus rapidement s'il en avait été fait deux ou trois fois autant,

longue. Depuis la dernière injection, en novembre, il a continué à s'améliorer ; sa mémoire est devenue bonne et son esprit lucide. Il a gagné en poids, se sent fort et peut s'occuper d'affaires. C'est pour lui une rénovation complète.

Dʳ CRIVELLI, de Melbourne.

OBSERVATION VI.

Faiblesse générale. — Une jeune fille atteinte de dyspepsie nerveuse depuis deux mois, vomissait tous les aliments qu'elle prenait. Elle avait beaucoup maigri et pouvait à peine marcher tant elle était faible. Les divers modes de traitement ordinaires ayant échoué, on lui fit trois injections, après lesquelles les forces reparurent, l'appétit revint et la malade recouvra la santé.

Dʳ SUZOR.

OBSERVATION VII.

Faiblesse générale. — Un malade de l'Ile Maurice, traité pour une cachexie paludéenne par le Dʳ Laurent, était si faible qu'on croyait qu'il allait mourir. Une injection lui fut faite avec un liquide provenant de testicules de singe, et produisit un résultat inespéré. « Dès le lendemain matin, écrivit le malade, j'étais transformé. A une faiblesse au dernier degré qui ne me permettait ni de me lever, ni même de prendre un verre pour boire sans être aidé, a succédé une vitalité inat-

tendue ; mes paupières ont fonctionné... enfin
votre ami a pu se lever seul et est redevenu capable de converser activement comme à l'état normal. Après une deuxième injection, les bons effets
continuèrent et à tel point que j'ai pu dicter onze
lettres pour le courrier d'Europe. » Après avoir reçu des injections de liquide testiculaire de cobaye
et encore de singe, il s'est trouvé si bien qu'il
écrivit : « A ce moment, je suis complètement re-
mis et plus fort qu'il y a trois ans. »

Dr Tholozan.

OBSERVATION VIII.

Faiblesse générale. — Monsieur de 45 ans,
sans autre maladie que la débilité générale produite par excès de travaux physiques. La première
injection eut lieu le 10 octobre et immédiatement,
dès le 11, il accuse une amélioration sensible, se
disant très content, se sentant très fort, plein de
courage et d'ardeur au travail. C'est un des cas
dans lesquels la réparation a été des plus rapides.
L'individu en observation reçut seulement deux
injections à un intervalle de 8 jours et ne voulut
pas qu'on les continuât, disant qu'il était tout à
fait bien, et de fait, dans ses manières et par son
expression, on constatait le changement opéré. La
force s'éleva bientôt jusqu'au chiffre exceptionnel
de 75 livres, alors qu'elle avait commencé à 20.

Dr Mucio Moycat, de Mexico.

3° Action dynamogéniante et homœo-organo-dynamique du suc testiculaire dans L'IM-PUISSANCE.

OBSERVATION I,

Impuissance. — M. X..., de Mexico, âgé de trente-deux ans, a eu, presque sans intervalle, à l'âge de vingt-quatre ans, une attaque de vomito-négro et un rhumatisme articulaire grave. A la suite de ces deux grandes secousses, l'estomac est devenu paresseux et l'on constate aujourd'hui une légère dilatation et une dyspepsie flatulente. Mais ce qui attriste surtout M. X...., c'est qu'il a perdu depuis cette époque toute facilité d'érection.

Venu à Paris, au mois d'août dernier, il reçut les soins éclairés de notre éminent maître M. le D' Lancereaux, qui améliora beaucoup l'état de l'estomac, mais échoua complètement dans le traitement de *l'impuissance.*

M. X... était accompagné dans son voyage par son compatriote, le D' de la Fuente. Celui-ci conduisit son ami chez le professeur Brown-Séquard, afin de prendre l'avis du maître sur l'efficacité de la méthode des injections de liquide testiculaire dans ce cas particulier.

M. Brown-Séquard ne trouve pas le cas favorable et prévint médecin et malade que les chances d'insuccès étaient aussi grandes, au moins, que les chances de succès. Néanmoins, il dit à M, X.. qu'il pouvait, sans crainte, essayer sa méthode et me l'adressa.

Du 1er au 14 octobre, je fis sept séances et trois injections pratiquées à une demi-heure d'intervalle. Après la quatrième séance, le succès fut complet et M. X..., fut même tourmenté toute la nuit par un véritable priapisme. Le même phénomène se renouvela après la sixième séance. J'ajouterai que M. X... pour ne conserver aucun doute sur l'efficacité de la méthode, avait mis à profit les heureuses dispositions qui avaient suivi son application.

M. X... est retourné à Mexico par le bateau du 15 octobre, plein de confiance dans le succès définitif et depuis, a repris l'usage du suc testiculaire. Les nouvelles que nous avons reçues nous permettent de dire que les résultats obtenus se sont maintenus.

Dr Goizet, de Paris.

OBSERVATION II.

Impuissance. — M. T..., 48 ans, ataxiqué avancé, a perdu depuis plusieurs années toute faculté d'érection.

En avril dernier, M. T...., sur les conseils de son médecin ordinaire, M le Dr Basset, me fit appeler pour lui appliquer la méthode des injections Brown-Séquardiennes. Dès la deuxième injection, les érections avaient reparu et depuis lors, c'est le docteur Basset qui l'affirme, les organes génitaux ont conservé la puissance reconquise sous l'influence dynamogéniante du suc testiculaire.

Dr Goizet, de Paris.

OBSERVATION III.

Impuissance. — M. L..., soixante ans, très robuste, ne présentant aucune lésion organique, n'a jusqu'à présent senti les atteintes de la sénilité que par une diminution très marquée, depuis deux ans, de sa puissance génésique qui s'en va rapidement. Les érections rares (une fois à peine toutes les cinq ou six semaines) sont devenues de plus en plus incomplètes. Dix séances de deux injections d'un centimètre cube de suc testiculaire pratiquées à raison de deux par semaine, ont suffi pour rendre à M. L.... toute la virilité qu'il possédait il y a douze ans. Depuis six mois M. L.... qui tient à rester *homme* le plus longtemps possible et à conserver ce qu'il a regagné, reçoit deux injections tous les vingt jours.

Dr GOIZET, de Paris.

OBSERVATION IV.

Impuissance. — M. V...., ancien officier de marine, encore très vigoureux quoique rhumatisant, porte gaillardement ses soixante-onze ans, et ne se plaint, gaîment du reste, que du peu d'exigence de ses organes génitaux. Une petite tempête de temps en temps au milieu de ce calme par trop plat, contribuerait beaucoup, dit-il, à diminuer la monotonie des derniers jours de la traversée. C'est donc la tempête que l'amiral V.... vient demander aux injections Séquardiennes.

Douze injections d'un centimètre cube de suc testiculaire au vingtième, pratiquées en quinze jours ont suffi pour rétablir les fonctions génitales. Depuis le mois d'avril, M. l'amiral V...., a déjà essuyé, sans sombrer, plusieurs tempêtes, et il espère que le temps des orages n'est pas encore fini,

D' GOIZET, de Paris.

OBSERVATION V,

Impuissance. — Je ne puis me soustraire à l'obligation de dire deux mots d'un fait qui m'a été raconté par le professeur Brown-Séquard et qui ne peut être mis en doute, si invraisemblable qu'il paraisse, parce que ce fait est la démonstration claire et incontestable de la puissance dynamogéniante du suc testiculaire.

Il s'agit d'un vieillard de quatre-vingt-huit ans, très connu dans le monde de la haute finance, sur lequel les injections séquardiennes ont opéré une résurrection des forces génésiques assez complète pour tenir tête à plusieurs sujets du corps de ballet de l'Opéra. Le médecin traitant, étonné des effets de la médication, mais effrayé des conséquences qu'elle pouvait avoir, crut devoir renoncer à l'application de la méthode, à la grande satisfaction de la famille et au grand regret du vieux Céladon,

D' GOIZET, de Paris.

4° Action dynamogénisante du suc testiculaire dans les maladies graves et chroniques.

A. Maladies du système nerveux.

OBSERVATION I.

Hypochondrie; neurasthénie. — Homme âgé de 40 ans atteint d'hypochondrie et arrivé à un état d'extrême neurasthénie (1). Son poids était tombé de soixante-douze kilogrammes et demi à quarante-huit kilogrammes. Son alimentation était devenue presque impossible ; il avait des lipothymies (2); son pouls était à cinquante-six, bien qu'il n'eût pas d'affection organique, mais son état était grave. Tous les traitements ayant échoué, d'après les conseils du Dr Remy, professeur agrégé à la Faculté de médecine, je lui ai fait, du 10 au 30 avril dernier, neuf injections sous-cutanées de liquide testiculaire, et j'ai, de cette manière, obtenu la guérison.

Dr LABARRIÈRE.

(1) Du grec : νεῦρον, (neuron), nerf, α (a) privatif, et σθένος (sthénos), force : faiblesse nerveuse.

(2) Du grec : λείπειν (leipein), manquer, et θυμός (thumos), courage : Perte subite du mouvement, la respiration et la circulation continuant encore ; au lieu que, dans la syncope, ces deux dernières fonctions sont aussi suspendues.

OBSERVATION II.

Neurasthénie. — M. P..., 55 ans, savant éminent, a vu sa santé s'altérer graduellement à la suite de travaux considérables et de veilles prolongées. Le travail cérébral était devenu fort pénible, les digestions mauvaises, les nuits sans sommeil. Le moindre effort musculaire amenait un épuisement rapide ; la marche était difficile. Il y avait parésie (2) du sphincter de la vessie et émission inconsciente d'urine ; douleur au niveau de la colonne vertébrale et accès de fièvre intermittente alternant avec des frissons et une sensation de froid presque continue, surtout aux extrémités.

Injections quotidiennes de 1 gramme de liquide au vingtième. Dès la troisième, la tonicité du sphincter vésical avait reparu ; suppression également des accès de fièvre et de la sensation de froid. Au bout d'une semaine, la capacité de travail cérébral était normale et la marche était devenue assurée sans causer de fatigue. Le malade est revenu complètement à la santé au bout d'un mois. Depuis huit mois, les injections ont été régulièrement continuées et toujours avec le même résultat. Le sujet peut suspendre son traitement pendant dix à douze jours, mais au bout de ce laps de temps, il est obligé d'y revenir.

D^r D'ARSONVAL, de Paris.

---

(1) Du grec : πάρεσις (parésis), paralysie légère, sans abolition du sentiment.

OBSERVATION III.

Neurasthénie. — Docteur L...., cinquante ans, praticien, ayant une clientèle très chargée, arrive au laboratoire en janvier, et me demande d'essayer des injections. Constipation opiniâtre, perte d'appétit, vertige, insomnie, en somme neurasthénie complète. Je lui remets du liquide et il se fait chaque jour deux injections de 1 gramme chaque, liquide au vingtième. Dès le second jour, la constipation disparaît à la grande joie du malade, et ne se montre plus. M. L.... continue le traitement en espaçant les piqûres et peut vaquer depuis, sans fatigue, à ses nombreuses occupations.

D^r d'Arsonval, de Paris.

OBSERVATION IV.

Neurasthénie. — M. X..., trente ans, membre de l'enseignement, attaché à un de nos principaux laboratoires, nous est adressé par son chef. Neurasthénie complète, travail intellectuel impossible, vertiges à chaque instant avec sifflement d'oreilles, névralgies erratiques violentes et maux de tête presque continus, troubles gastriques et constipation opiniâtre. Commence en mai 1891 les injections (1 gramme de liquide au 20e chaque jour). A la 5e injection, la constipation, les maux de tête et les vertiges ont disparu. Vers la fin du mois, le malade avait recouvré une parfaite santé et n'a pas eu de rechute jusqu'à la fin de juillet, où j'ai cessé de le voir.

Dr d'Arsonval, de Paris.

OBSERVATION V.

Affection cérébrale. — M. G...., banquier, quarante-cinq ans, éprouva dans le cours du mois de septembre 1890 le contre-coup d'une véritable catastrophe. Il perdit, emportés par la fièvre typhoïde, sa femme et son unique enfant. Au même moment, sa fortune, engagée dans une spéculation financière, se trouva fort compromise ; un procès important exigea la rédaction d'un long mémoire et par suite, un surcroît de travail pour lequel M. G... dut consacrer pesque toutes ses nuits pendant plus d'un mois. Surmené de toutes façons, il tombe un jour dans la rue frappé d'une congestion cérébrale dont il se remit au bout de 15 jours. Mais à partir de ce moment, des vertiges se manifestent à de courts intervalles, les malaises les plus variés se succèdent ; le cerveau semble traversé par une barre, les pupilles sont dilatées, les bâillements, les nausées, les palpitations de cœur, la dyspnée font à M. G... la vie intolérable.

Cependant, tous ces troubles disparaissaient assez vite et complètement dès que le malade s'étendait sur son lit. Cet état ne fit qu'empirer jusqu'au mois de décembre malgré le repos de tout travail, le séjour à la campagne et une médication bien appropriée.

C'est à cette époque, 4 décembre 1890, que M. G..., commença le traitement. Le 31 janvier

1801, moins de deux mois après la première injection, le banquier retournait chez lui dans un parfait
état de santé qui ne s'est pas démenti un seul
instant depuis. Dix-huit séances et quarante-six
injections d'un centimètre cube de suc testiculaire
avaient suffi, sans le secours d'aucune autre médication pour amener ce résultat remarquable.

Dr GOIZET, de Paris.

OBSERVATION VI.

Hémiplégie (1). — M. C..., 51 ans, atteint
d'hémiplégie remontant à quelques mois, m'écrivit
pour me demander si je consentirais à le soigner,
et sur ma réponse affirmative, il se fit apporter
chez moi, car il lui était complètement impossible
de monter l'escalier. Je commençai le traitement
le jour même et après quatre séances de trois injections chacune, le malade marchait sans bâton
et si bien que c'est à peine s'il traînait la jambe.
Ce mieux persiste. Continuera-t-il longtemps ?
L'avenir nous le dira si M. C... veut bien me tenir
au courant de sa situation.

Dr GOIZET, de Paris.

(1) Du grec : ἥμισυς (hémisus), moitié, et πλήσσειν (pleis-
sein), frapper : paralysie qui affecte toute une moitié
du corps.

OBSERVATION VII.

Ataxie (1) locomotrice. — Homme, quarante-deux ans, ataxie locomotrice, l'incoordination des mouvements rendant la marche presque impossible. Le 22 janvier, injection de deux centimètres cubes. Dès le lendemain, le malade accuse une notable amélioration. La force revient, dit-il, dans les jambes ; la marche paraît un peu meilleure. Il est moins sensible au froid ; il est bientôt dans un état très satisfaisant, son sommeil est meilleur ; il a des selles naturelles, ce qui ne lui arrivait pas ; il affirme sentir plus de souplesse dans ses membres ; sa vue s'est améliorée. Il n'a eu que huit injections.

Dr VARIOT, de Paris.

OBSERVATION VIII.

Ataxie locomotrice. — Homme, 50 ans, atteint d'ataxie depuis vingt ans. Douleurs fulgurantes (2), surtout aux lombes ; contractions spasmodiques ; tremblement des mains et des pieds ; pouvait à peine marcher dans l'obscurité ; pupilles contractées, peu mobiles ; mains et doigts anesthésiés. Peut à peine écrire ; ne peut porter

(1) Du grec : α (a) privatif et τάξις (taxis,) ordre : désordre, irrégularité.

(2) Du latin : fulguratio, éclair : douleurs traversant le tronc et les membres avec la rapidité de l'éclair.

un verre à ses lèvres ; sommeil et appétit mauvais. Déjà après quelques injections, amélioration marquée. La marche devint moins désordonnée, plus sûre ; le malade devint capable de se tenir debout les yeux fermés, et de faire trois ou quatre pas. Les mains tremblent moins et il peut écrire assez bien, surtout avec un crayon ; les douleurs disparaissent ; tête libre ; sentiment de force ; sensibilité revient aux mains. Il a continué à s'améliorer pendant les 3 mois qui ont précédé la publication de son histoire.

Dr S. D. KOSTURIN, de Vienne.

OBSERVATION IX.

Ataxie locomotrice avec priapisme (1).— M. X..., ataxique depuis une année environ, est atteint de *priapisme nocturne* qui se renouvelle chaque nuit pendant cinq ou six heures. Cet état, conséquence de la maladie, est non seulement gênant, mais devient à la longue très douloureux et même intolérable. Après six séances de deux injections sous-cutanées d'un centimètre cube de suc testiculaire, le phénomène morbide cessa pour ne plus reparaître.

Dr GOIZET, de Paris.

(1) Du grec : πριαπος (priapos), membre viril : tension forte et douloureuse de ce membre, avec sensation de brûlement, mais sans désir de l'acte vénérien.

OBSERVATION X.

Paralysie agitante. — Homme, 76 ans, Paralysie agitante. Ne peut se tenir debout ni lever les jambes au-dessus du plan du lit. Il n'y a d'amélioration manifeste qu'après la quatrième injection de 2 centimètres cubes. Le malade, très satisfait, a pu lever la jambe droite (la plus faible des deux) à plusieurs reprises, à 25 centimètres au-dessus du plan du lit. Il peut marcher un peu. Malheureusement on n'a pu lui faire que 8 injections.

D⁽ᴿ⁾ VARIOT, de Paris.

OBSERVATION XI.

Epilepsie. — M. X..., 20 ans, employé de bureau, a deux ou trois fois par mois, au moment où il y pense le moins, tantôt à son bureau, tantôt dans la rue, mais le plus souvent la nuit, une attaque d'épilepsie bien caractérisée. En novembre 1800, M. X.... me pria de le soumettre à la méthode Brown-Séquard. Du 16 novembre 1800 au 31 mai 1801, M. X... reçut régulièrement deux fois par semaine, trois injections d'un centimètre cube de suc testiculaire au vingtième. Dans cet espace de six mois et demi, il y eut quatre attaques, deux dans le mois de novembre, la troisième le 8 décembre, et la quatrième le 26 janvier. Depuis le 26 janvier jusqu'au 31 juillet, le malade a bien eu quelques craintes, quelques avertissements, mais il n'est pas tombé une seule fois. Le 31 juillet, c'est-à-dire deux mois après la suspension complète des injections, M. X... eut une attaque très courte, très faible et pendant laquelle, fait important, il n'y eut ni perte absolue de connaissance, ni émission d'urine.

M. X... a repris le traitement depuis le 5 août et aucune manifestation nouvelle n'a eu lieu.

M. X... et un malade chez lequel je fis une vingtaine d'injections, sont les deux seuls cas d'épilepsie que j'ai personnellement traités par les injections sous-cutanées de suc testiculaire. Mes deux malades ont obtenu des résultats assez satisfaisants pour m'encourager à continuer mes essais ; j'engage mes confrères à suivre mon exemple.

Dr Goizet, de Paris.

OBSERVATION XII.

Épilepsie. — M. G. R..., 30 ans, atteint d'épilepsie depuis plusieurs années, réclame mes soins en novembre 1890. Le traitement homœopathique que je lui prescrivis eut pour effet d'éloigner de plus en plus les accès en les rendant moins violents, et de les faire disparaître complètement au bout de quelques mois.

Cette heureuse situation se maintint pendant environ un an ; puis, sous l'influence d'excès, la maladie reparut avec les mêmes symptômes que par le passé. Cette fois le traitement homœopathique continué pendant plusieurs mois ne put qu'éloigner les accès et amoindrir leur violence. C'est alors que je proposai au malade la méthode dynamogénique de Brown-Séquard.

Après quelques injections seulement, les accès, assez rares, devinrent de moins en moins violents et au bout de trois à quatre mois disparurent complètement.

Depuis 6 mois, M. C. R... n'a plus eu d'attaque.

Dr LONGPRÉ, de New-York.

OBSERVATION XIII.

Hystérie. — Mademoiselle T..., 22 ans, est atteinte d'hystérie depuis sept ans. Plusieurs fois par mois, à la moindre contrariété, éclate la grande attaque avec tous ses symptômes, tels que les décrit le professeur Charcot. Dans les intervalles qui séparent les grandes attaques, la douleur ovarienne et deux ou trois autres clous hystériques, la sensation de la boule ascendante, les palpitations de cœur, la gêne de respiration, la strangulation, le rire sans motif alternant avec les larmes, etc., etc., existent presque constamment.

Le 3 janvier 1801, je soumets Mlle T... au traitement par les injections sous-cutanées de suc testiculaire, à la dose d'un centimètre cube par jour. A la fin de la première semaine du traitement, les crises étaient plus intenses et plus rapprochées.

La malade était dans un état de surexcitation extrême. J'éloignai alors les séances en en faisant une seule chaque semaine. Mais j'injectai 3 centimètres cubes de liquide au lieu d'un. Mlle T... n'a pas eu une seule grande attaque jusqu'au 5 février, et l'état nerveux s'est montré beaucoup plus calme. Le 5 février, sous l'influence d'une vive contrariété, la grande attaque éclata, mais elle fut moins longue et moins intense. Je continuai le traitement jusqu'au 5 avril en portant la dose de suc testiculaire à 4 centimètres cubes injectés tous les 5 jours.

Depuis 6 mois, Mlle T... n'a pas eu une seule grande attaque et toute manifestation hystérique a disparu à peu de chose près.

D' Goizet, de Paris.

OBSERVATION XIV.

Danse de Saint-Guy (chorée). —La jeune H... K..., 18 ans, est atteinte de chorée (danse de Saint-Guy), depuis 4 ans. Les règles ont fait leur apparition il y a trois ans et demi et n'ont pas reparu depuis. Cette jeune fille est peu développée pour son âge, mange par caprice et, en somme fort peu.

Le désordre des mouvements est poussé à un point extrême. Mlle H... R.... marche avec la plus grande difficulté sans direction, porte à grand peine son verre et sa fourchette à la bouche, fait les grimaces les plus hideuses, etc.

Je commence le traitement le 2 avril 1891, par une injection d'un centimètre cube de suc testiculaire au vingtième, et je continue avec la même dose répétée tous les deux jours. Après dix injections, la malade était mieux. Le 28 avril, les règles lui revenaient et l'amélioration était manifeste pour tout le monde.

Le 25 mai, Mlle H... R..., qui était depuis dix jours débarrassée de sa névrose, eut une nouvelle recrudescence des symptômes. Mais ceux-ci disparurent trois jours après, en même temps que les menstrues revenaient fortes, après leur première réapparition.

Depuis ce moment, la danse de Saint-Guy n'a pas reparu.

Dr GOIZET, de Paris.

B. Maladies des organes respiratoires.

OBSERVATION I.

Bronchite chronique. — M. L... de G...., 60 ans, est depuis 10 ans affligé d'un catarrhe chronique des bronches avec sécrétion abondante de mucosités collantes, filantes et glaireuses, assez semblables à des blancs d'œufs crus. L'expulsion de ces crachats nécessite des efforts et des quintes de toux d'une violence telle que M. L... de G.... est souvent obligé de s'asseoir ou de s'appuyer en se tenant la tête pendant toute la durée de la quinte.

Le 2 janvier 1801, je fais à M. L.... de G..., à sa première visite, trois injections d'un centimètre cube de suc testiculaire au vingtième et je continue ainsi deux fois par semaine jusqu'au 10 avril. En tout 26 séances et 78 injections. Dès le mois de février M. L... de G.... allait beaucoup mieux ; à la fin de mars il ne toussait plus et il dormait toute la nuit.

Dr GOIZET, de Paris.

OBSERVATION II.

Tuberculose pulmonaire. Phthisie. —
Un grand nombre de médecins, surtout en Russie, en Pologne, en Autriche et en Italie, ont publié d'intéressants travaux sur les effets physiologiques et thérapeutiques des injections sous-cutanées de liquide testiculaire. Je ne mentionnerai
ici que quelques-uns d'entre eux, commençant
par l'exposé des recherches faites par un médecin distingué de Saint-Pétersbourg, le D\ Uspensky,
d'après l'analyse qu'a bien voulu me communiquer M. Vonouroff. Le travail de M. Uspensky a
été lu à la Société d'hygiène populaire à Saint-Pétersbourg, le 1\ décembre. Les essais de ce médecin ont été faits sur des tuberculeux aux divers
degrés de la maladie...... Il a trouvé que les dix-
huit premiers phthisiques qu'il a soumis aux injections de suc testiculaire, étaient tous dans un
état d'extrême faiblesse et qu'aucun espoir ne
restait de les améliorer : ils avaient vainement
été traités par tous les principaux moyens usuel-
lement employés. Douze de ces malades étaient
atteints de tuberculose pulmonaire chronique,
trois de tuberculose aiguë, et chez deux individus,
la phthisie aiguë était à marche rapide, et ne laissant aucun espoir. L'influence dynamogénique
des injections a été très notable chez tous. Cependant M. Uspensky est loin de considérer leur
guérison comme certaine.

Il donne l'observation détaillée de chacun de
ses malades, mais je me bornerai à rapporter un
des cas comme spécimen :

C... G..., lycéen de 18 ans, atteint d'insuffi-
sance valvulaire, a donné des signes de tuberculose
pulmonaire en mars dernier. Plusieurs médecins
consultés ont diagnostiqué la phthisie galopante.
M. Uspensky a commencé le 1er mai à lui faire des
injections sous-cutanées de liquide testiculaire.
De ce moment au 15 juin, quinze injections lui
ont été faites (une tous les trois jours).

Déjà, après les ... premières injections, l'état
du malade s'était ... ablement amélioré. Après la
sixième, ayant recouvré en partie ses forces, il a
pu marcher dans sa chambre. Peu à peu, après
de nouvelles injections, il gagnait de la vigueur,
le poids du corps s'augmentait, la température
s'abaissait et les sueurs nocturnes diminuaient.
Après 10 injections, au commencement de juin,
celles-ci avaient cessé. Le malade se sentait fort,
et il faisait de longues promenades dans le jardin.
Lorsqu'on a cessé les injections, le malade a repris ses occupations ; il avait l'apparence d'un
homme bien portant. L'état général s'est encore
amélioré et le poids du corps a augmenté pendant
tout l'été. Le travail morbide des poumons s'était
ralenti au fur et à mesure des améliorations de
l'état général. Le poids du corps, qui était de 98
livres, est monté à 118 livres et demie.

Chez les douze malades atteints de tuberculose
pulmonaire chronique, la disparition des sueurs
nocturnes et l'accroissement des forces ont eu lieu
plus vite que dans l'observation qui précède, et
ces améliorations se sont montrées de la seconde
à la quatrième injection. Chez presque tous ces
individus, le progrès vers la santé a été si rapide

qu'après neuf à douze injections, ils se sentaient si bien, qu'ils ont abandonné le traitement. Chez les autres, on a suspendu les injections, trouvant qu'ils n'en avaient plus besoin.

En outre des dix-huit malades mentionnés ci-dessus, le traitement a été commencé sur douze autres dont sept à l'hôpital des prisonniers de Saint-Pétersbourg. Chez ces douze nouveaux malades, les résultats déjà obtenus sont semblables à ceux qui ont été constaté chez les dix-huit malades traités précédemment. La conclusion générale de M. Uspensky est que le liquide dont j'ai proposé l'emploi est un tonique des plus puissants et qui semble avoir produit les plus favorables effets sur tous les tuberculeux soumis à son action, même sur ceux qui étaient le plus gravement atteints.

Dr BROWN-SÉQUARD.

Le docteur Dumontpallier, médecin à l'Hôtel-Dieu de Paris, a écrit également : « Dès les premières injections les malades se trouvaient mieux ; leur appétit était meilleur ; l'expectoration diminuait ; la toux était moins fréquente, les sueurs moins abondantes ; le sommeil était plus calme, et les malades réclamaient l'usage régulier des injections ; ils disaient se sentir plus forts et, en général, ils demandaient leur sortie de l'hôpital cinq à six semaines après le début du traitement. »

OBSERVATION III.

Phthisie pulmonaire. — Mlle X..., 18 ans. Depuis dix mois, toux avec crachats purulents,

3*

contenant les bacilles de la tuberculose. Perte d'appétit ; fièvre tous les soirs ; sueurs nocturnes abondantes : amaigrissement considérable ; faiblesse telle qu'elle peut à peine marcher ; signes caractéristiques de tubercules au sommet du poumon gauche. Dès après les premières injections, ses règles disparues depuis quatre mois reparurent ; l'appétit revint ; la malade put faire de grandes courses à pied. Après huit injections, la fièvre et les sueurs nocturnes avaient disparu ; il y eut une diminution considérable de la toux et de l'expectoration ; les bacilles disparurent, et la malade, se croyant complètement guérie, partit pour la campagne.

Dr CASSANELLO, de Rome.

OBSERVATION IV.

Tuberculose pulmonaire. — Homme, 32 ans. Excavation tuberculeuse au sommet du poumon droit. Nutrition générale encore bonne : c'est un *tuberculeux* et non un *phthisique*, mais il avait d'abondantes sueurs et des crachements de sang.

Le malade prétend avoir dormi mieux que depuis trois ans, pendant la nuit qui suivit la première injection de deux centimètres cubes de liquide. Après quatre autres injections quotidiennes, les sueurs ont complètement cessé. Au bout de trois semaines, le malade se trouve fort bien du traitement, mais il sort de l'hôpital, les signes cavitaires persistant.

Dr VARIOT, médecin à l'Hôtel-Dieu de Paris.

OBSERVATION V.

Tuberculose pulmonaire. — Homme atteint de tuberculose pulmonaire au deuxième période, compliquée de glycosurie (perte de sucre par les urines). Faiblesse considérable ; température élevée : 38°2, le matin ; 39°2, le soir. Sucre urinaire de 4 à 10 grammes par jour. On fit 28 injections de trois centimètres cubes chacune. Pendant la période des injections, la température a oscillé de 37° à 38°2. Poids augmenté de un kilogramme. Relèvement des forces rapide et progressif....

Dr Hénocque, de l'hôpital de la Charité
de Paris.

OBSERVATION VI.

Tuberculose pulmonaire.— Jeune homme, 18 ans, est atteint de tuberculose pulmonaire au premier période. Le 14 février 1891, on commence les injections de liquide testiculaire, et on en fait une chaque jour (un centimètre cube chaque fois); pas de fièvre. Le 15, le malade se sent plus fort ; érections répétées hier après-midi. Le 16, érections fréquentes. Le 18, état général excellent, appétit vif ; grand besoin de se mouvoir. Dans la nuit, rêve et émission abondante de sperme. Le 21, l'amélioration s'accentue ; toux moins fréquente ; l'enrouement disparaît. Le 23, se croyant guéri, la malade quitte l'hôpital. L'état des poumons n'avait guère changé.

D* LEMOINE, Médecin de l'hôpital de Lille.

OBSERVATION VII.

Bronchite tuberculeuse.— Homme, 31 ans. Bronchite généralisée et tuberculose pulmonaire au premier période. A partir du 10 février on injecte chaque jour un centimètre cube de liquide testiculaire. Le 17, pas de fièvre ; érections nuit précédente. Le 18, l'appétit perdu revint. Le malade se sent plus fort ; il tousse moins, car la bronchite diminue. Erections répétées. Le 19, l'amélioration s'accentue ; toux beaucoup moins fréquente ; les signes de bronchite disparaissent. Appétit excellent. Erections répétées. Le 20, il sort très amélioré.

D* LEMOINE, médecin de l'hôpital de Lille.

C. Maladies diverses.

OBSERVATION I.

Goutte. — M. A..., âgé de 32 ans, né de parents goutteux, a eu sa première attaque il y a dix ans. Chaque année, il passe plusieurs mois sur son lit et ne reste jamais un seul jour sans souffrir. Les moindres variations atmosphériques sont pour lui une cause de souffrance nouvelle.

La tristesse, l'hypochondrie, ont été le résultat de cette pénible existence.

Le 3 avril 1891, je commence le traitement à raison de trois injections d'un centimètre cube de suc testiculaire tous les deux jours. Quinze jours après, M. A.... mangeait avec un appétit qu'il ne connaissait plus depuis longtemps, digérait bien et dormait encore mieux. Il se sentait plus de force, plus de souplesse et d'agilité dans les membres ; il avait pu reprendre l'exercice des armes, abandonné depuis longtemps. Les douleurs diminuaient de jour en jour, en même temps que revenaient la gaîté et l'espérance. Le 2 juin, M. A..., se trouvant assez bien, partit pour la campagne où il continue le traitement. Le mieux persiste.

Dr Goizet, de Paris.

OBSERVATION II.

Albuminurie. — M. S. de B..., 63 ans, albuminurique, était à l'agonie, au dire de plusieurs de nos confrères les plus éminents de Paris, lorsque son fils, se souvenant des conseils que mon savant maître Brown-Séquard, son ami, avait donné à son père, vint me trouver, me priant d'appliquer la méthode des injections de suc testiculaire. Je me rendis auprès du moribond, chez lequel je trouvai son médecin ordinaire ; et, en présence de ce dernier, je fis trois injections d'un centimètre cube, sans le moindre espoir de succès. Le malade n'avait pas même senti les piqûres. Le lendemain matin, à mon grand étonnement, je trouvai le malade assis sur son lit, le sourire aux lèvres, se croyant guéri et me demandant de prendre un verre de Porto pour fêter sa résurrection. Le malade vécut encore pendant deux mois dans un état d'amélioration relative. J'ai fait douze séances d'injections ; le mal n'a pas été arrêté, mais le malade a vécu deux mois de plus qu'il n'aurait dû vivre.

Dr GOIZET, de Paris.

OBSERVATION III.

Affeotion organique du cœur. — M. B..., 51 ans, homme de lettres fort connu dans le journalisme français, est atteint depuis de longues années d'une hypertrophie du cœur que je crus héréditaire.

Depuis quatre ans, à la suite de chagrins et d'excès alcooliques, la maladie a fait des progrès rapides. La marche, de plus en plus pénible, est devenue tout à fait impossible depuis quatre mois; les organes respiratoires obstrués par le fait d'une mauvaise circulation, sont devenus le siège d'une bronchite catarrhale fort gênante. L'œdème, qui avait été pendant longtemps limité aux malléoles, à la fin de la journée, a envahi successivement les mollets, les cuisses, le scrotum et le péritoine ; le sommeil, qui depuis longtemps n'était possible que dans un fauteuil, ou au lit, le tronc soutenu dans la position verticale par plusieurs rangs de coussins, a complètement disparu depuis plus de deux mois. C'est à peine si le malade prend quelques tasses de lait ou de bouillon. L'œdème est si considérable que deux ou trois sphacèles se sont produits à la jambe gauche et les points gangrenés laissent couler constamment le liquide infiltré.

Depuis le 10 février dernier, la faiblesse est telle que les syncopes se répètent plusieurs fois par jour et que les hallucinations sont constantes. Les macérations de digitale, les injections de caféine à haute dose, les purgatifs drastiques, le régime lacté, n'apportent qu'un soulagement très passager et à peine sensible.

Les urines, très chargées, sont rares ; la mort paraît imminente. Le 22 février, je pratique quatre injections de suc testiculaire d'un centimètre cube par chaque injection. Le lendemain, les syncopes ne se sont pas produites ; je fais quatre nouvelles injections ; le malade dort cinq heures dans son fauteuil et se sent mieux. A partir de ce jour, le lait est toléré à la dose de trois litres par 24 heures ; les urines augmentent, le cœur reprend du ton. Le 27, troisième séance de quatre injections ; le malade dort toute la nuit dans son lit, soutenu par des coussins. La voix, qui avait disparu, est revenue ; la quantité d'urine mesure trois litres ; l'hydropisie diminue rapidement.

Le 8 mars, nous sommes à la 5ᵉ séance, l'appétit est excellent, le sommeil parfait, la toux et l'oppression ont cessé. Le 18 mars, M. R... est sorti pour la troisième fois, a descendu à pied toute la longueur de l'avenue des Champs-Elysées et les boulevards et vient chez moi prendre sa huitième séance. L'œdème a complètement disparu et ne se manifeste pas même le soir. M. R... reprend son travail et fait régulièrement ses articles. *C'est une véritable résurrection !*

L'hypertrophie subsiste, bien entendu, mais le malade mange, travaille, dort étendu comme tout le monde et fait tous les jours sa petite promenade.

La toux et les crachats ne l'incommodent plus ; l'ascension des étages est pénible, mais supportable ; en un mot, M. R... se trouve mieux qu'il n'a jamais été depuis 5 ans.

Dr Goizet, de Paris.

OBSERVATION IV.

Diabète. — M. H..., 45 ans, est atteint du diabète depuis six ans. Au début de la maladie la quantité de glucose émise en vingt-quatre heures était en moyenne de 66 grammes, mais elle diminua par l'observance d'un régime assez rigoureux, pour se maintenir à la dose moyenne de 40 grammes par jour. M. H.... prit successsivement les conseils de plusieurs médecins, sans éprouver de leur traitement une amélioration notable et finit par se rendre en mon cabinet, le 6 février 1892. Voici les symptômes qu'il présentait à cette époque : *Amaigrissement considérable et faiblesse marquée, malgré la conservation de l'appétit; soif intense ; hypochondrie ; insomnie ; apparition fréquente de furoncles ; gingivite expulsive avec perte de plusieurs dents; émission de deux litres et demi d'urine en vingt-quatre heures.* Je proposai à M. H... les injections de liquides testiculaires et dès sa première visite je lui en instillai deux centimètres cubes par jour. A partir du 6e jour, le malade se trouva beaucoup mieux : la faiblesse était moins grande ; l'insomnie avait disparu ; la soif avait diminué; l'éruption furonculeuse avait cessé; le malade avait repris un peu d'embonpoint et la quantité de glucose rendue en 24 heures était descendue à 10 grammes. Cette amélioration ne fit qu'augmenter et bientôt M. H. présenta toutes les apparences d'une santé parfaite.

Dr A. DE COURCY, de Lyon.

OBSERVATION V.

Cancer. — « J'ai soigné, par des injections hypodermiques de suc testiculaire de lapin, une dame atteinte de cancer utérin inopérable. Les résultats ont été tels, que cette malade, arrivée à la période cachectique et condamnée à garder la chambre par suite de son état de faiblesse, a pu, après une douzaine d'injections, marcher, se promener à pied ou en voiture, ce qu'elle n'avait pu faire depuis un an. De plus, sous l'influence des seules injections, les sécrétions utérines qui étaient excessivement abondantes et fétides, se sont arrêtées. »

Dr LABROSSE, de Mustapha, Algérie.

Toutes ces observations nous paraissent démontrer surabondamment que le suc testiculaire peut fournir à l'homme et à la femme débilités par la maladie, par sénilité ou par d'autres causes, un élément de force considérable s'exerçant primitivement sur les centres nerveux (particulièrement sur la moelle épinière, dont la puissance d'action se trouve notablement augmentée,) et que cette dynamogénie est capable à elle seule, dans beaucoup de cas, de ramener certaines fonctions à l'état physiologique, d'amender les symptômes des maladies les plus graves et même d'en produire parfois la guérison.

III

Efficacité des liquides extraits des organes divers dans le traitement des maladies des organes homonymes. (Homœo-organo-dynamie.)

« Simile sui simile quœrit. » Le semblable recherche son semblable.

PARACELSE.

« Similia similibus applicanda. » Les semblables doivent être appliqués à leurs semblables.

Thomas CAMPANELLA.

L'action homœodynamique des liquides extraits des différents organes, nous ayant paru évidente, nous avons été des premiers à y recourir dans le traitement des maladies graves et chroniques, sans préjudice toutefois des autres moyens dynamothérapiques.

Dans un grand nombre de cas nous croyons avoir augmenté par ce moyen les chances de guérison. Nous avons notamment employé avec grand succès *le liquide ovarique*, dans le traitement des affections chroniques des ovaires et dans un cas de tumeur affectant une de ces glandes, et dont un chirurgien se proposait de faire l'ablation. Nous nous sommes servi aussi avec les plus grands avantages, du *liquide du cerveau et de la moelle* dans diverses maladies de ces organes ; dans la neurasthénie et dans l'épilepsie ; *de l'extrait de ganglions lymphatiques*, dans l'engorgement chronique des ganglions (adénopathie) (1), dans les autres affections de ces glandes et même dans la leukémie (2) ; *des liquides pulmonaires* dans les affections des poumons ; des *liquides rénaux*, dans celles des reins ; *de l'extrait pancréatique*, dans le traitement du diabète maigre, etc., etc.

Après les injections des liquides homœo-organo-dynamiques, nous avons constaté un phénomène très intéressant et qui établit sans conteste l'action homœo-dynamique de ces préparations : plusieurs patients, une ou deux heures après l'injection, ont éprouvé dans les organes malades, une sensation de tension douloureuse (3). Cette sensation rappelle celles que certaines personnes sensibles accusent après

(1) Du grec : ἀδήν (aden) glande, et παθος (pathos), maladies.

(2) Du grec : λευκόν (leucon), blanc et αἷμα (aima), sang. Maladie caractérisée par une augmentation considérable des globules blancs du sang, causée par le développement anormal des ganglions, du foie et de la rate.

(3) Après l'emploi de l'extrait testiculaire dont nous voulions obtenir seulement les effets *dynamogéniants*, un grand nombre de nos malades ont éprouvé dans les testicules une sensation de réplétion douloureuse due à la suractivité de ces glandes.

l'administration d'un médicament choisi d'après *la loi des semblables ou homœopathique*.

Dans un grand nombre de cas, nous avons alterné, au grand bénéfice de nos malades, les injections *des liquides homœo-organo-dynamiques* avec celles du *liquide dynamogéniant*, c'est-à-dire testiculaire. En soutenant par ce dernier les forces des patients, nous croyons avoir rendu plus efficace l'action des préparations homœo-organo-dynamiques (1).

A. Traitement des maladies du système nerveux (affections du cerveau, neurasthénie (2), ataxie (3) locomotrice, épilepsie, etc.), par les injections d'extrait de substance grise cérébrale et médullaire (4) et de liquide de la moelle épinière ex tota, de la protubérance annulaire et de la moelle allongée.

Le docteur Cullère, médecin directeur de l'asile de La Roche-sur-Yon, a expérimenté la

(1) Si quelques allopathes n'ont point obtenu de l'emploi des extraits organiques ce qu'ils en attendaient, c'est qu'ils ont, en même temps, soumis leurs malades, comme d'habitude, à de funestes médications qui par leur action perturbatrice, ont annihilé l'effet bienfaisant des injections des liquides physiologiques.

(2) Voir la note (1) de la page 21.

(3) Voir la note (1) de la page 26.

(4) Du latin : médulla, moelle ; qui appartient à la moelle.

méthode homœo-organo-dynamique sur les malades de son établissement. Ses essais portèrent sur quatorze aliénés : dans huit cas les résultats furent favorables ; partiels dans quatre, et nuls dans deux seulement. L'injection de substance grise cérébrale fut bien tolérée par les aliénés affaiblis, voire tuberculeux ; l'appétit augmenta considérablement ; les fonctions nutritives s'exécutèrent bien plus activement que de coutume ; l'impotence musculaire disparut ; l'embonpoint se développa ; toutes les fonctions organiques se régularisèrent ; et bien souvent l'état psychopathique, c'est-à-dire le désordre mental, s'améliora notablement dans les cas curables.

Comme nous, M. le docteur Constantin Paul, médecin de l'hôpital de la Charité, membre de l'Académie de Médecine (1), a fait usage contre la neurasthénie, de la substance grise du cerveau et de la moelle de mouton, préparée comme le liquide testiculaire et comme lui, injectée sous la peau des régions dorsales et lombaires. Le premier effet qu'il en constata fut une sensation de force et de bien-être ; bientôt les douleurs de tête, l'insomnie et l'impotence fonctionnelle du cerveau disparurent ; les malades recouvrèrent rapidement l'appétit, et la nutrition générale s'améliora considérablement et promptement.

(1) Il en a fait l'objet d'une communication à cette assemblée, dans une de ses dernières séances.

Ce praticien a employé aussi le liquide de moelle épinière *ex tota*, dans l'ataxie locomotrice et il en a obtenu des effets favorables.

Nous préférons nous servir dans cette maladie des cordons postérieurs et latéraux de cet organe.

Dans une thèse très remarquable, le docteur L. Dufournier a relevé les observations de tous les malades qui ont été injectés pendant l'année 1892 dans le service de son maître le docteur Constantin Paul, lesquels sont au nombre de 50, dont 23 neurasthéniques, 3 chlorotiques-neurasthéniques et 24 ataxiques.

Parmi ces patients, 12 ataxiques et 2 neurasthéniques se sont présentés à la clinique d'une manière trop irrégulière pour qu'on eût pu, en ce qui les concernait, être fixé sur la valeur de la méthode. Mais le traitement a produit d'excellents effets chez 12 ataxiques, dont une femme, dans un cas de chlorose neurasthénique, et dans 3 de neurasthénie classique. La situation de neuf autres malades (cinq ataxiques et quatre neurasthéniques) n'a été qu'améliorée par ce traitement.

Nous croyons intéressant de rapporter ici quelques observations ayant trait à plusieurs de ces malades, et rédigées par le Dr L. Dufournier.

OBSERVATION I.

Chloro-anémie neurasthénique. — La nommée Victorine S..., âgée de 17 ans, vient à l'hôpital le 15 juin 1892.

Réglée à 12 ans, la malade perdait abondamment, mais jamais en blanc, en dehors des deux ou trois jours qui précédaient l'apparition de ses règles.

Jusqu'à l'âge de 16 ans, elle se porta bien, quoiqu'elle eût les apparences d'une enfant faible et chétive. C'est alors que, sans cause appréciable, elle commença à éprouver des éblouissements le matin en se levant. Sitôt le pied à terre, la tête lui tourne, la vue s'obscurcit et si elle ne s'accroche pas à son lit, elle tombe. Quelquefois même elle tomba en perdant absolument connaissance pendant trois à quatre minutes, puis, revint à elle sans conserver aucun souvenir de ce qui venait de se passer.

Ces éblouissements se produisaient tous les matins, et persistaient encore lorsqu'elle s'est présentée à l'hôpital.

En même temps que ces éblouissements, la malade eut des palpitations de cœur assez violentes par instants.

Une céphalée s'installa d'une façon à peu près continue, sans revêtir toutefois la forme du casque neurasthésique.

A cette céphalée s'associa de la rachialgie.

En même temps la malade, qui jusque-là mangeait bien, se mit à perdre l'appétit, puis bientôt digéra moins bien ; son ventre se ballonna après le repas et survinrent alors des éructations gazeuses et une constipation opiniâtre.

Le caractère se modifia ; elle devint maussade ; d'une émotivité excessive. Elle prit alors le facies anémique, les muqueuses décolorées, le teint mat. Le système circulatoire est sain, on ne constate qu'un léger souffle dans les jugulaires.

La malade commença le traitement le 17 juin 1892 et a reçu 28 injections de substance grise cérébrale et médullaire. Ce n'est qu'après la 6e piqûre qu'elle s'améliore ; elle a meilleur appétit, elle se sent un peu plus de force et n'a pas eu d'éblouissement le matin. La céphalée persiste toujours, ainsi que les sueurs froides.

Après la 7e injection, la malade, obligée de s'absenter, cesse le traitement et se repose du 8 juillet au 25 août.

A la reprise du traitement, elle dit que l'amélioration du côté de l'appétit persiste, mais qu'elle a toujours une grande céphalée.

Cependant, après la 9e injection (20 août), elle n'a eu mal à la tête qu'un seul jour sur trois. Et le 24 octobre, à la 18e piqûre, on constate l'amélioration suivante :

Les éblouissements avec perte de connaissance, qui avaient disparu à la fin d'août, n'ont pas reparu, alors qu'ils se produisaient presque tous les jours avant le traitement. Elle a cependant encore de temps en temps de petites faiblesses dans la journée.

Les palpitations de cœur ont beaucoup diminué.

La rachialgie a disparu. Mais la céphalée persiste toujours. Elle mange beaucoup mieux, elle a augmenté de un kilo en quinze jours = 47 kilos. La digestion se fait bien, elle n'a plus d'aigreur, plus de flatulence. Plus de constipation, les muqueuses se colorent.

30 *novembre* 1892. — 28ᵉ injection et dernière.

OBSERVATION II.

Neurasthénie. — C..., âgé de 34 ans, ébéniste. — On ne constate dans les antécédents de ce malade que deux attaques de rhumatisme articulaire aigu ; la première il y a 15 ans et la seconde, au mois de septembre et octobre 1891.

Depuis trois ans, le malade se plaint d'une grande faiblesse générale. Tous les soirs, il ressent une violente courbature. De temps en temps il est pris d'étourdissements et de vertiges ; après une lecture prolongée, la vue s'obscurcit et il a la sensation de nombreuses mouches qui voltigent devant ses yeux.

Il a un grand affaiblissement des forces, il se plaint beaucoup d'être tout de suite épuisé. Ses nuits sont mauvaises, le malade dort très mal ; il se réveille souvent, est troublé par des cauchemars, et le matin au réveil est comme anéanti. Souvent dans la journée, il a la sensation d'un casque sur la tête, et ne peut se souvenir des faits passés qu'avec beaucoup de peine ; la mémoire lui fait défaut.

Le système digestif est bon, pas d'éructations,

pas de ballonnement du ventre, le malade dit même qu'il mange beaucoup; mais, ajoute-t-il, cela ne me profite pas, et je suis toujours constipé.

Il se plaint de palpitations de cœur fréquentes, l'examen stéthoscopique ne révèle aucune lésion.

A partir du 25 mars 1892, jusqu'au 30 mai, on fit à ce malade une série de 20 injections de substance grise cérébrale et médullaire, à raison de 2 par semaine.

Pendant cette période de 2 mois, le malade ne fut pas très amélioré. Il conserva une grande faiblesse générale, et les maux de tête persistèrent, ainsi que la cardialgie. Toutefois, le 15 avril, à la 7e injection, les étourdissements disparurent et ne se montrèrent plus jamais, et à la 8e, il nous dit qu'il dormait mieux le soir de l'injection. On interrompt le traitement pendant quelque temps.

Le 22 août, il revint demander de reprendre le traitement. Il était dans le même état qu'à la fin de la série des vingt piqûres.

L'amélioration constatée sous le rapport des étourdissements et du sommeil s'était maintenue. On recommença alors les piqûres, mais une seule fois par semaine, le malade ne pouvait venir plus souvent. Jusqu'à la 11e injection, son état ne se modifia pas sensiblement, et il commençait à désespérer de toute guérison. Mais c'est alors que l'amélioration se montra d'une façon sensible, et qu'elle marcha assez rapidement. En effet, à la 12e injection, le malade rapporte que depuis quelques jours déjà, il allait convenablement à la selle, alors qu'il avait eu jusque là une constipation opiniâtre. A la 13e, il nous remit le bullelin suivant : « J'ai des forces, mais elles sont vite épuisées. » A la 10°, il sentait que sa vue s'améliorait, qu'il pouvait lire et travailler plus longtemps sans la voir s'obscurcir. Enfin, lors de sa dernière piqûre, le 15 janvier, la note qu'il nous remettait était la suivante : « L'imagination est plus calme. Je suis moins inquiet, les forces musculaires progressent. »

OBSERVATION III.

Neurasthénie cérébrale avec insomnie. — Har..., 53 ans. — Rien à noter dans les antécédents. Le malade fait remonter sa maladie à environ 5 ans, car, dit-il, depuis ce temps, je ressens une fatigue continuelle avec un mal de tête qui ne me quitte presque jamais.

Quand il vient le 23 février 1892, il se plaint surtout d'avoir la sensation d'un casque sur la tête, un point dans le milieu du dos, et d'une douleur en ceinture. Il n'a cependant aucun trouble de la sensibilité, ni anesthésie, ni hypéresthésie de la peau. Le malade est dans un état de dépression mentale assez grand ; il se plaint en effet de perdre la mémoire, et n'a, dit-il, la force de rien faire. Il est d'un caractère inquiet, émotif.

Le sommeil est presque impossible sans sulfonal, et une demi-heure de marche suffit à le fatiguer.

Le malade ne souffre d'aucun trouble digestif ; il mange bien et digère bien, mais est toutefois constipé d'une façon habituelle.

Il commença son traitement le 23 février et le cessa le 11 mars, après avoir eu six injections de substance grise cérébrale.

Dès le début du traitement, on lui fit abandonner l'usage de tout narcotique, et le malade, après la troisième injection, dormait pour la première fois sans sulfonal.

Le 11 *mars*, il nous remettait le bulletin suivant: « Je me sens plus fort. Nuit passable sans sulfonal. Moral meilleur. Constipation disparue. »

Le malade n'est plus revenu.

OBSERVATION IV.

Neurasthénie centrale. — Le nommé F., âgé de 33 ans, marchand de vin. — Comme antécédents nerveux dans la famille du malade, le père qui a actuellement 60 ans, semble avoir eu des troubles du côté du cerveau.

Rien dans les antécédents personnels.

La maladie a débuté il y a cinq ans par des douleurs dans les reins et dans les jambes ; le malade ressentait une courbature générale d'une façon presque continue.

Actuellement il souffre par moments d'une céphalée qui lui donne la sensation d'une calotte de plomb.

Il ressent aussi, mais presque d'une façon permanente, une douleur dans le milieu du dos et éprouve quelquefois, vers le milieu de la journée, une fatigue générale.

Les idées deviennent confuses ; il lui semble

4*

qu'il a la tête engourdie; il perd facilement la mémoire, et lorsqu'il veut lire, sa vue s'obscurcit ; jamais de vertige.

Le malade dort assez bien quand il n'a pas de douleurs, soit dans le dos, soit dans les bras, en un mot, lorsqu'il ne se couche pas avec une courbature trop grande.

Le sommeil le repose, et il se réveille dispos.

L'appétit est bon, il digère bien et n'a pas de constipation.

Ce malade entra en traitement le premier novembre 1802. Ce n'est qu'à la 5ᵉ injection de substance grise, qu'il note une légère amélioration dans l'état général, amélioration qui s'accentue de jour en jour.

Le 28 *novembre*, lors de la 8ᵉ piqûre, il vit sa céphalée disparaître complètement et ses douleurs dans les jambes et dans le dos diminuer d'intensité et de durée.

Enfin, le 6 *janvier* 1803, il nous remit le bulletin suivant : « Légères douleurs. État général meilleur. »

OBSERVATION V.

Ataxie. — Douleurs fulgurantes.—Troubles urinaires. — Le nommé D..., âgé de 52 ans. Le malade contracta à 22 ans la syphilis. Mais il semble que celle-ci fut bénigne, car elle ne fut soignée que pendant six mois et aucun accident n'apparut depuis.

Le début de l'affection date de six ans. Actuellement les troubles de la motilité sont assez accentués pour qu'on puisse, rien qu'à la démarche, reconnaître l'ataxie. On observe des troubles de la station (signe de Romberg), et du talonnement. Perte de la notion de position.

Cependant le malade raconte qu'il a été beaucoup plus mal sous ce rapport, et qu'il a été amélioré par un séjour à La Malou.

Il n'en est pas de même des *troubles sensitifs* qui depuis très longtemps sont restés les mêmes, sans s'aggraver, ni s'améliorer. Le malade ressent des douleurs fulgurantes dans les membres inférieurs, en moyenne tous les 15 jours; chaque crise dure 24 heures, rarement plus, mais est très intense.

Les mains sont le siège de sensations anormales telles que le fourmillement, l'engourdissement. On ne note cependant aucune anesthésie ni hyperesthésie.

Jamais de troubles vésicaux. Pas de diplopie. Pas de ptosis.

La pupille ne réagit cependant plus à la lumière. Comme troubles viscéraux, la vessie et le rectum souls sont atteints.

En effet, le malade urine en poussant, en plusieurs actes. Il n'a cependant jamais eu de rétention complète, mais a eu plusieurs fois de l'incontinence nocturne.

Depuis longtemps déjà absence d'érection.

Jamais il n'a eu de crises gastriques ; il a un bon appétit et digère bien ; quelquefois cependant il est pris de diarrhée.

Le malade dort bien en dehors de ses crises, et en somme : troubles de la motilité et de la sensibilité ; douleurs fulgurantes, incontinence.

Il a eu quinze injections de liquide de moelle, du 18 mars au 10 juin.

Dès la 3ᵉ injection, il sentait un peu plus de force dans les jambes et remettait à la 4ᵉ piqûre la note suivante :

« L'élasticité dans la marche se maintient. Le corps se laisse aller avec confiance. Les jambes me supportent sans défaillance. Douleurs fulgurantes nulles ; sommeil bon ; appétit toujours médiocre, mais la douleur dans la colonne vertébrale et aux mains persiste toujours. » A la 6ᵉ injection le malade nous disait : « Les forces dans la marche progressent lentement, mais sûrement, je monte quatre étages sans trop m'essouffler. Cette amélioration dans la marche et l'état général se maintient complètement jusqu'au bout du traitement. »

Le malade toutefois urinait toujours par saccades et se plaignait encore de sa douleur dans le dos, le 18 avril, à la 6ᵉ piqûre. Mais l'appétit devenait parfait. A partir du 25 avril, après la 11ᵉ injection et le 10 juin à la 15ᵉ, il nous disait que la douleur qu'il avait dans le dos et que l'engourdissement qu'il ressentait dans les mains avaient diminué.

Le 19 *juin*, le malade cessa son traitement pour aller à la campagne.

Il est à noter que depuis le 18 mars jusqu'au 10 juin, le malade n'a pas eu de trace de douleurs fulgurantes alors qu'il en avait en moyenne tous les 15 jours avant le traitement.

OBSERVATION VI.

Ataxie. — Amélioration dans la marche.
— G... (Alfred), âgé de 39 ans.—Parmi les antécédents de ce malade, on ne trouve rien qui puisse
expliquer la cause de son ataxie.

Le malade dit n'avoir eu qu'un chancre mou
et l'on ne trouve chez lui aucun stigmate de syphilis. Il nie tout excès génésique.

La maladie semble avoir débuté par des maux
perforants à l'âge de 36 ans, c'est-à-dire il y a 3
ans environ. Des douleurs fulgurantes se faisaient
déjà sentir, mais étaient peu vives et ne revenaient que tous les 4 ou 5 jours. Le malade dit
qu'il avait en outre une sensation contractive
aux genoux et qu'il marchait d'une façon bien in-
certaine dans l'obscurité, et les yeux fermés. De
temps en temps il était pris de vertiges, de difficulté pour uriner ; parfois même il avait de l'incontinence la nuit. En même temps, ses érections
devenaient de moins en moins complètes.

Quand le malade s'est présenté à l'hôpital, le 21
mars 1891, il talonnait fortement, perdait ses
jambes dans son lit et présentait le signe de Romberg ; il était incertain sur ses jambes et s'aidait
de deux cannes pour monter.

Les douleurs fulgurantes étaient moins fréquentes et moins intenses qu'elles ne l'avaient
été. Elles ne revenaient plus que tous les 15 jours.
Au niveau des deux jambes, on constatait des
plaques d'anesthésie, et un certain retard dans la
perception. En revanche, le malade avait de l'hy-

péresthésie au froid. Le réflexe rotulien était complètement aboli.

Les organes des sens étaient respectés. Sauf les maux perforants du début de la maladie que nous avons mentionnés plus haut et qui sont actuellement guéris, le malade n'eut aucun trouble trophique et l'on ne constate actuellement aucune atrophie musculaire.

Du côté de ses viscères, on ne trouve que la vessie atteinte. Le malade a plutôt des troubles d'excrétion que de sécrétion.

Il urine par intermittences, est obligé de pousser pour accomplir sa miction et a quelquefois de l'incontinence. Il est juste de dire cependant que le malade a été de ce côté plus sérieusement atteint qu'actuellement. Disons, en terminant, qu'il n'est pas hypochondriaque, ni neurasthénique et qu'il ne présente aucun trouble du côté du cerveau.

Du 21 mars 1892 au 20 décembre 1892, le malade a eu 40 injections de substance de moelle, avec un repos de deux mois après la 20°.

Dès le lendemain de la deuxième piqûre, la marche est meilleure, mais les douleurs, qui avaient semblé s'atténuer après la première injection, reparaissaient plus violentes après la deuxième. Toutefois, le malade passe des nuits tranquilles et dort d'un sommeil très calme.

Le 28 *mars*, à la visite du matin, on constate une grande amélioration dans la marche. Le malade monte un escalier sans se tenir à la rampe, ce qu'il ne pouvait faire quelques jours auparavant. On ne constate plus que de légères oscillations lorsqu'il tourne sur lui-même, et les douleurs ont disparu complètement.

Cet état continua à s'améliorer si bien que le 2 mai, il demanda à quitter le service. Mais, désireux de continuer le traitement, il revint deux fois par semaine pour recevoir l'injection.

23 *mai.* — 18e injection, marche assez bonne. Pas de douleurs. Fait hier dimanche, 2 lieues.

27. — 19e injection. Marche bonne. Pas de douleurs.

30. — 20e injection. Marche bonne. Etat général bon.

Repos.

20 *juillet.* — Pas de changement. Pas de douleurs. Etat général satisfaisant.

26 *juillet.* — 40e injection. Pas de changement, va toujours bien. Amélioration persiste.

OBSERVATION VII.

Ataxie chez une femme. — Douleurs fulgurantes. — Amélioration. — Mme G.., 40 ans, est malade depuis 1886. Les premiers symptômes de l'ataxie apparurent du côté des yeux, il y eut de la diplopie. Puis, peu après, la malade commence à éprouver de la difficulté pour marcher. Pendant deux ans cet état s'aggrava considérablement et en 1888 l'incoordination des mouvements était complète. A ce moment la malade commença à se soigner ; elle fit successivement plusieurs saisons à Lamalou, qui amenèrent un soulagement très passager. Enfin, en 1890, elle

commença le traitement par la suspension quotidienne, ce qui amena une diminution dans les
douleurs.

Actuellement, elle marche fort difficilement, bien
qu'elle soit toujours accompagnée. Elle talonne
fortement, projette les jambes en dehors, mais
peut cependant, en s'appuyant sur quelqu'un, faire
des courses de une demi-heure à trois quarts d'heure au maximum.

Les douleurs fulgurantes, qui ont commencé il
y a environ 4 ans, sont assez fréquentes et très
intenses. Elles siègent plus particulièrement dans
les jambes et les pieds. De plus, elle se plaint de
se sentir la ceinture souvent prise comme dans
un étau.

Les troubles de la sensibilité se manifestent surtout aux membres inférieurs. Les réflexes rotuliens sont complètement abolis. La malade perd
l'équilibre, lorsqu'elle se tient debout les yeux fermés. Le sommeil est mauvais, agité et constamment
troublé par les cauchemars.

Le 4 *mars* 1802, on fait à la malade une première
injection de 2 centimètres cubes 1/2 de substance
de moelle. Cette première injection n'est suivie
d'aucune manifestation, tant locale que générale.
Il en est de même pour la seconde injection de 5
centimètres cubes, faite le 7 mars. C'est seulement
à la 3ᵉ injection (11 mars 1802) que la malade sent
une véritable diminution dans la fréquence et
l'intensité des douleurs fulgurantes. De même le
sommeil devient meilleur et plus tranquille; à
partir de ce moment les douleurs diminuent peu à
peu et disparaissent complètement, mais seule-

ment pendant les deux jours qui suivent l'injection. De temps en temps la malade a encore quelques crises, mais très atténuées.

À la première piqûre (20 mars), la malade constate une amélioration légère dans la marche, et le 5 avril, elle pouvait faire, sans repos, une course de une heure et demie, course qui ne la fatiguait pas outre mesure.

Depuis le 11 avril (12ᵉ piqûre) jusqu'à la fin du traitement (13 mai), elle n'a plus ressenti aucune douleur fulgurante.

Le 13 *mai*, jour où l'on fit la 20ᵉ et dernière injection, la marche était devenue assez satisfaisante, le sommeil était bon, les douleurs fulgurantes avaient disparu et l'état général était assez satisfaisant.

OBSERVATION VIII.

Ataxie. — Le nommé V... (Jules), âgé de 37 ans, tailleur.

Chancre mou à l'âge de 18 ans. Pas de syphilis. Il y a deux ans, le malade vit une petite grosseur survenir sur le bord du pied droit, au niveau de l'extrémité postérieure du dernier métatarsien et qui s'enflamma. Après sa disparition, il en reparut une identique au pied gauche ; un mois après, il fut atteint tout à coup d'une paralysie de la langue, qui ne dura que quelques minutes. Deux mois après, le malade fut atteint de diplopie. La vision n'était pas affaiblie. De temps en temps encore, la diplopie reparaît. Au bout de six mois le malade s'aperçut qu'il marchait en jetant les pieds en dehors, mais à cette époque il n'avait que de la raideur dans les membres inférieurs. Depuis, la démarche est moins assurée. Il talonne en marchant et fauche légèrement. Il ne perd cependant pas ses jambes dans son lit, mais a tous les troubles classiques de la station debout, signe de Romberg, etc. Il a grand'peur des trottoirs qu'il ne peut franchir sans le secours de quelqu'un. De temps en temps, il est pris de vertige.

Les *réflexes rotuliens* sont totalement abolis.

Les douleurs fulgurantes dans les jambes n'ont fait leur apparition que depuis trois mois.

Pas d'anesthésie plantaire.

La miction est quelquefois pénible, mais jamais douloureuse.

Affaiblissement des appétits génésiques.

Pas de crises gastriques ou rectales.

1re *Injection.* — Le 30 septembre 1892.

Ce n'est qu'à la 5e injection que ce malade sentit ses forces lui revenir un peu.

A la 7e. — L'hésitation dans la marche est moins grande et il commence à sentir le sol en marchant.

(9 novembre). A la 10e. — Il urine avec plus de facilité.

A la 13e. — L'amélioration continue, les forces augmentent progressivement. La lourdeur qui existait lorsque le malade levait les jambes diminue sensiblement.

A la 18e. — Beaucoup plus de force. Urine toujours facilement depuis la 10e injection.

Enfin à la 20e. — Ne se sent plus que de l'incoordination. Marche cependant avec plus de confiance et sent le parquet. N'a pas eu encore de douleurs fulgurantes depuis longtemps. Avant le traitement, on avait toutes les semaines.

Le mieux s'est maintenu pour le reste.

Depuis quelques mois seulement, nous faisons usage contre l'épilepsie de *protubérance annulaire* (pont de Varole) et de *moelle allongée* (bulbe rachidien), parties du système nerveux où se trouve le siège des lésions pathologiques de cette maladie; et les améliorations considérables que nous avons déjà obtenues nous font espérer que, dans un très grand nombre de cas, cette terrible maladie pourra être complétement guérie par ces injections homœo-organodynamiques, employées en même temps que certains remèdes homœopathiques.

Nous expérimentons actuellement *le liquide de substance grise de moelle épinière* dans la myélite chronique et celui de *cordons postérieurs et latéraux* dans l'ataxie locomotrice. Nous en publierons plus tard les résultats.

B. Traitement des maladies de la glande thyréoïde (1), notamment du myxœdème (2), par des injections sous-coutanées de liquide thyréoïdien.

———

C'est en 1873 que fut publiée la première description de cette curieuse maladie qu'on nomme *myxœdème*. Dans le courant de cette année, le docteur Gull en a rapporté cinq cas à la Société clinique de Londres et, en 1877, le docteur Ord a lu à la Société médicale de cette ville, six autres observations cliniques ayant trait à cette affection.

Depuis cette époque, de nouveaux cas ont été observés et publiés en France par plusieurs médecins, entre autres par le professeur Charcot qui, en 1881, en a fait une description remarquable dans la *Gazette des hôpitaux* (n° du 25 janvier).

(1) Du grec : θυρεοειδής (thureoeidès), mot composé de θυρεός (thuréos), bouclier, et εἶδος (eidos), ressemblance : qui a la forme d'un bouclier. Glande située au devant du cartilage thyroïde, qui est le plus grand de ceux du larynx dont il occupe la partie antéro-supérieure, et qui ressemble un peu à un bouclier.

(2) Du grec : μύξα (muxa), mucosité, et οἴδημα (oïdèma), gonflement, œdème. La description qui suit fera comprendre pourquoi le nom de myxœdème a été donné à cette maladie.

Dans sa thèse inaugurale, M. le docteur Dufournier a traité complètement cet intéressant sujet de pathologie en rapportant les résultats obtenus par les injections de liquide thyréoïdien, et nous ne pourrions mieux faire que de reproduire textuellement cette importante partie de son travail :

« Le myxœdème est une affection à début lent, insidieux ; ce n'est qu'exceptionnellement que le début est rapide, à la suite d'hémorrhagies abondantes ou de rhumatisme.

La maladie se caractérise : 1° par une altération spéciale de la peau, du tissu cellulaire sous-cutané, et des muqueuses ; 2° par un état particulier des fonctions cérébrales et spinales ; 3° par un état cachectique (1) accentué. C'est au plus ou moins de valeur accordée à chacun de ces symptômes par les auteurs que l'affection a reçu les noms divers de myxœdème, cachexie pachydermique.

A. *Les altérations de la peau* et du tissu cellulaire consistent en une déformation générale des reliefs de tout le corps par un œdème (2)

____

(1) Du grec : καχεξία (cachexia), mot qui se compose de κακος (cacos), mauvais et ἕξις, disposition, habitude du corps : état dans lequel toute l'habitude du corps est manifestement altérée.

(2) Du grec : οἴδημα, (oïdèma), gonflement : tumeur diffuse, sans rougeur, ni tension, ni douleur, cédant à la pression du doigt et en conservant l'empreinte pendant quelque temps, et formée par de la sérosité infiltrée dans le tissu cellulaire.

dur résistant occupant la face, le tronc, les membres.

La face, considérée dans son ensemble, est élargie : Gull l'a comparée à une pleine lune ; les paupières, tuméfiées, laissent à peine percevoir les yeux ; le nez est épais, les lèvres saillantes, renversées en dehors. A cette tuméfaction générale, il faut ajouter une immobilité absolue des traits qui font ressembler la face à un masque.

Au tronc, la taille est effacée, le ventre tombant.

Les membres, au lieu d'aller en diminuant de volume vers les extrémités, présentent la forme de colonnes cylindriques au milieu désquelles les articulations font à peine saillie. Les mains sont gonflées ; dans leur ensemble, elles ressemblent à une bêche (Gull), les doigts présentent la forme de gros boudins ; les pieds sont tuméfiés.

Cet œdème généralisé dû à l'infiltration du tissu cellulaire par une substance semi-liquide, de consistance gélatineuse, est un œdème pâle ; à part les pommettes rouges, les lèvres et les mains violacées, le corps du myxœdémateux est tout entier d'une blancheur cireuse.

La peau a du reste subi des altérations ; elle est sèche, rugueuse, écailleuse. Les sécrétions sébacées et sudorales sont supprimées ; les poils, les cheveux tombent.

L'état des muqueuses est analogue à celui de la surface extérieure du corps, les lèvres sont

épaissies, les gencives tuméfiées, saignantes ;
la langue est augmentée de volume, le malade
la meut avec peine, le voile du palais est œdé-
matié. De même la .muqueuse du larynx et des
voies digestives, comme a pu le constater Ord
dans une autopsie. On comprend ainsi la difficulté de la déglutition et les altérations de la
voix.

B. L'intelligence du malade ne tarde pas à
faiblir ; il est dans un état habituel de stupeur,
d'apathie ; il répond avec peine, lentement ; la
mémoire en général est conservée, mais elle est
paresseuse. — Rarement au lieu de cet état
existent des phénomènes d'excitation, de déli-
re, des hallucinations. Le caractère du malade
se modifie également; il devient triste.

A cette paresse de l'esprit se joint une paresse
corporelle ; le moindre mouvement amène de la
fatigue, et ne se fait qu'avec hésitation et lenteur.

C. Enfin la cachexie arrive bientôt; le malade
est anémié, il éprouve une sensation continuelle
de froid ; sensation qui répond du reste à un
abaissement de la température centrale du
corps. Celle-ci n'atteint plus que 37° et souvent
se maintient au-dessous.

Nous ne signalerons qu'en passant certains
troubles inconstants, troubles de sensibilité,
telle que névralgie, troubles de mouvements
caractérisés par des accidents tétaniformes (1).

(1) Ressemblant aux symptômes du tétanos.

Le myxœdème a une marche lente, progressive, entrecoupée quelquefois de rémissions. La terminaison est la mort ; tantôt par complication pulmonaire ou rénale, plus souvent par les progrès de la cachexie.

A côté de cette variété de myxœdème décrite par Gull, Ord, Charcot, il en existe une autre bien étudiée par M. Bourneville qui en donna une description en 1880, et qu'il compléta depuis dans une série de publications. La forme de myxœdème auquel M. Bourneville a donné le nom d'idiotie myxœdémateuse ne diffère de la précédente que par la précocité de l'apparition des symptômes, immédiatement après le sevrage. Aussi, aux caractères signalés plus haut, doit-on ajouter un état de nanisme (1) dû à un arrêt de développement de tout le corps. Cette forme serait du reste compatible avec une existence assez longue.

Telles sont, sur le myxœdème, les connaissances que l'on a jusqu'en 1882. Bien étudiée, au point de vue clinique, l'affection est mal connue au point de vue anatomo-pathologique. Ord avait signalé l'atrophie du corps thyréoïde, et même en avait fait la lésion principale, mais il faut d'une part les observations de J. L. Reverdin suivies bientôt de celles d'autres chirurgiens, d'autre part les expériences physiologiques pour

(1) Du latin : nanus, nain. Genre d'anomalie qui caractérise les nains.

arriver à cette conclusion, que le myxœdème apparaît sous l'influence d'une altération du corps thyréoïde.

Le 3 septembre 1882, J. L. Reverdin, dans une communication faite à la *Société médicale de Genève*, attirai. 'attention sur la fréquence des phénomènes ca.:.ectiques apparaissant à la suite de la thyréoïdectomie (1) totale. L'année suivante, dans une nouvelle communication faite avec Aug. Reverdin, J. L. Reverdin apportait 5 nouvelles observations, et signalait les analogies, qui existaient entre l'état des thyréoïdectomisés et l'état des myxœdémateux ; aussi donnait-il à l'affection le nom de myxœdème opératoire. Après Reverdin, Kocher apportait au *Congrès allemand de chirurgie de Berlin*, le résultat de ses recherches. Sur 24 individus ayant subi la thyréoïdectomie totale, 18 présentaient les troubles décrits par Reverdin. Il leur donna le nom de *cachexie strumiprive* ; Kocher attribuait ces accidents plutôt aux lésions des tissus du cou, pendant l'opération, qu'à la perte des fonctions du corps thyréoïde. J. Reverdin, au contraire, avait insisté au début sur ce fait que les accidents ne se produisent qu'à la suite

(1) Du grec : θυρεοιδὴς (thureoëides) mot composé de θυριός (thuréos) bouclier et εἶδος (eidos) ressemblance, qui a la forme d'un bouclier ;et ἐκτομή (ectome) retranchement. Opération par laquelle on enlève la glande thyréoïde.

de thyréoïdectomies totales ; il les rapporte à l'ablation de la glande elle-même.

A partir de 1883, les observations des chirurgiens se succèdent rapidement ; Julliard, Baumgartner, Gussenbauer, Kœnig, Mikulizt, Schmidt, Poncet, Ruggi, Occhini, Tassi, Gordon, purent constater l'exactitude de la description de Reverdin.

Le tableau clinique des accidents décrits par cet auteur est essentiellement le suivant : « Peu à peu les malades opérés se plaignent de faiblesse dans les bras et dans les jambes, de fatigue, de douleurs et de tiraillements dans divers groupes de muscles ; de sensations de froid aux extrémités ; en même temps la face, les bras et les jambes augmentent de volume ; bientôt, il en est de même pour le reste du corps ; la peau devient pâle et sèche ; les plis cutanés s'effacent, les cheveux tombent, les muqueuses pâlissent. Il se produit aussi des troubles dans le caractère, les malades deviennent tristes et taciturnes, on observe encore des troubles intellectuels ; le travail est difficile, l'intelligence affaiblie, la parole lente et hésitante. Parfois on note des vertiges, une tendance aux syncopes, des accès de dyspnée, de véritables suffocations, de convulsions tétaniques (1). »

M. le Dr Lancereaux, dans une leçon récente sur le rôle des glandes vasculaires sanguines

(1) Gley, *Archiv. de Physiologie*, 1892, p. 393.

pendant la croissance (1), vient de rapporter
l'observation d'un enfant de 15 ans auquel on
fit l'ablation du corps thyréoïde pour une tumeur
du cou. Le tableau est identiquement le même
que celui qu'a tracé Reverdin de ces malades ;
mais, de plus, étant donné l'âge (11 ans) auquel
fut pratiquée la thyréoïdectomie on observe un
état stationnaire du développement de l'enfant.
Ce jeune garçon a conservé la taille qu'il avait
à l'âge de onze ans ; il n'existe aucune trace de
puberté et l'enfant, qui a dû cesser ses classes,
ne peut plus ni lire ni écrire, et c'est à peine s'il
reconnaît ses parents.

Les analogies entre le myxœdème post-opéra-
toire et le myxœdème décrit par Charcot avaient
été bien vues par Reverdin, et les physiologis-
tes, dont l'attention fut attirée sur ce sujet, purent bientôt compléter les notions apportées par
la chirurgie. L'ablation du corps thyréoïde chez
les animaux avait été pratiquée depuis longtemps.

Dès 1850, Schiff avait observé que l'ablation
totale chez les chiens amenait la mort. A partir
de 1883, de nouvelles expériences furent faites
qui aboutissaient à la confirmation de Schiff.
Chez les chiens, la mort arrive rapidement au
milieu d'accidents tétaniques analogues à ceux
qui se produisent quelquefois chez les opérés de
thyréoïdectomie; si on laisse quelques parties du

____

(1) *Semaine Médicale*, 1893, p. 25.

corps thyréoïde, la vie peut se prolonger pendant un temps variable. Mais l'expérience la plus intéressante fut faite par Horsley en 1885. L'auteur vint confirmer ce qu'avait signalé J. L. Reverdin : l'analogie qui existe entre les effets produits par l'extirpation totale du corps thyréoïde et le myxœdème ; V. Horsley put, en effet, reproduire expérimentalement le myxœdème par l'ablation totale de cette glande chez le singe.

D'autres expériences pratiquées chez des animaux d'espèces différentes par de nombreux expérimentateurs, montrèrent que c'était au corps thyréoïde seul qu'on devait rapporter tous les accidents survenant après l'opération ; la transplantation de cet organe en diverses parties du corps empêcha ces accidents.

On pouvait donc conclure, à la suite de toutes ces recherches : 1° que la cachexie strumiprive et le myxœdème étaient une même affection ; 2° que ces deux affections reconnaissaient pour cause une modification du corps thyréoïde, tantôt une atrophie, tantôt une absence plus ou moins complète. L'anatomie pathologique devait bientôt, en effet, confirmer cette seconde proposition et quelques autopsies de myxœdème montraient que le corps thyréoïde était atrophié ou que, lorsqu'on le voyait hypertrophié, l'hypertrophie tenait à une sclérose de l'organe. D'autre part, on pouvait expliquer l'absence d'accidents après l'ablation totale, soit par l'existence de thyréoïde accessoire, soit par quelques restes de la glande oubliés dans l'opération.........

Les injections sous-cutanées de suc thyréoïdien se trouvaient donc logiquement indiquées, et M. Merklen, au mois de juin 1891, en fait cinq ou six chez sa malade, mais il dut les interrompre à cause de son état qui s'était peu à peu aggravé. Avant lui, des injections avaient déjà été pratiquées par d'autres expérimentateurs. Comme nous l'avons dit au début, G. Vassale, en 1890, avait dès fait injections de suc thyréoïdien chez des chiens thyréoïdectomisés et il en avait obtenu d'heureux résultats. Gley, après avoir expérimenté les injections chez les animaux (*Arch. de Physiologie*, 1892, p. 313), eut à son tour l'idée d'essayer les injections sur les myxœdémateux. L'essai fut fait dans le service de M. Magnan au mois de juin 1891. Sur deux malades, il ne put être fait que deux injections à l'une et quatre à l'autre. Une seule, la plus jeune, présenta quelques phénomènes d'excitation cérébrale légère, elle se mouvait plus facilement, et parlait plus volontiers.

Au mois de juillet de la même année, M. le Dr Gley pratiquait de nouvelles injections chez un petit malade du service de M. le professeur Lannelongue à l'hôpital Trousseau. « La première injection fut suivie d'une agitation remarquable de l'enfant qui toute la journée se démena dans son lit au lieu de rester immobile comme elle le faisait toujours ; au grand étonnement de l'infirmière, elle se lava le visage toute seule et au moment du repas se mit à manger sans aide. » Cette expérience fut également interrompue.

Les premiers essais ne donnaient que des résultats nuls ou incomplets; et il faut arriver au cas de Murray pour *constater une guérison de myxœdème chez l'homme par les injections de suc thyréoïdien* (1). La malade de Murray était une femme de quarante-six ans dont la maladie remontait à quatre ou cinq années. Elle présentait le tableau complet du myxœdème. Le liquide était préparé de la façon suivante : pour un lobe de thyréoïde de mouton, Murray employait 1 centimètre cube de glycérine pure et 1 centimètre cube d'une solution d'acide phénique à 0 gr. 5 %, laissait agir la glycérine sur les morceaux de la glande pendant 24 heures et sans se servir d'un filtre, il jetait le tout sur un mouchoir préalablement lavé dans l'eau bouillante. Par la pression, on obtenait ensuite 3 centimètres cubes de liquide. Cette préparation restait fraîche une semaine. On en injectait la moitié deux fois par semaine, sans addition d'eau. La malade fut traitée pendant cinq semaines. Peu à peu l'épaississement du tissu sous-cutané diminuant la physionomie devint plus expressive, et la parole plus facile ; la mémoire se rétablit ; l'apathie fit place à une certaine activité et les règles, qui avaient dis-

(1) *British medical Journal*, 10 octobre 1891.

paru, revinrent. Trois semaines après qu'on eût cessé les injections, l'amélioration se maintenait. A la même époque, Fenwick pratiqua aussi des injections de liquide thyréoïdien et constata une action diurétique énergique et prolongée.

De nouvelles observations de Beaty et de Carter succèdent à celle de Murray qui publie de nouveau quatre cas au mois d'août 1892. L'amélioration constatée dans la première observation de Murray se vérifie dans toutes les autres. Il en est de même des cas du Dr Arth Davies et Claye Straw (1).

Au mois de juin 1892, le Dr de Bœck communiquait à la Société des sciences médicales et naturelles de Bruxelles (*Journal de la Société des sciences médicales et naturelles de Bruxelles,* 1892) les résultats d'une nouvelle tentative faite sur une femme de 24 ans, malade depuis de longues années et présentant les symptômes suivants : œdème dur généralisé, cheveux rares, gâtisme, hébétude très grande, irritabilité. Les organes génitaux sont arrêtés dans leur développement, la malade n'a jamais été réglée. Le Dr de Bœck commence les injections d'extrait de corps thyréoïde le 3 janvier 1892, et les continue jusqu'au 10 mai. Il en a été fait 28. Dès la troisième injection, diurèse, puis disparition complète de l'œdème : « La face a pris une expression plus intelligente. La malade

<hr>

(1) *British medical Journal,* 27 août 1892.

porte la tête droite. Les sentiments affectifs se sont partiellement éveillés. La malade n'est plus gâteuse, et en général la miction et la défécation sont redevenues volontaires. » Depuis le 10 mai, le traitement a cessé, et l'amélioration physique s'est maintenue pendant quelque temps, mais insensiblement l'œdème s'est rétabli et il a pris un développement presqu'aussi considérable qu'avant les injections. Les phénomènes psychiques ont varié moins rapidement, l'amélioration psychique observée a persisté plus longtemps.

Le Dʳ Chopinet a présenté récemment à la *Société de Biologie* (séance du 2 juillet 1892, p. 602) l'observation détaillée d'une malade âgée de 23 ans qui pendant l'été 1890 commença à prendre ce qu'elle appelait de l'embonpoint et a perdu ses forces ; en 1891, l'état s'aggrava beaucoup : œdème énorme et généralisé, épaississement de la peau, gonflement de la langue, chute des cheveux, parole et mastication difficiles, déglutition pénible, constipation légère, diminution de la mémoire, fatigue cérébrale, etc. Du 2 mai au 20 juin 1882, on pratiqua douze injections de 1 gramme chacune d'extrait de corps thyréoïde de mouton ; après la troisième injection, on constata la diminution de l'œdème et la cessation de la constipation ; le 21 juin « la physionomie est presque normale, et a repris son expression habituelle ; le gonflement des paupières, du nez et des lèvres a disparu ;

Il n'existe plus aucun embarras de la parole et de la déglutition.

La marche est devenue beaucoup plus facile, le sommeil est tranquille, et n'est plus entrecoupé de cauchemars incessants.

D'ailleurs la circonférence du cou, du thorax et des membres qui avait été mesurée avant le traitement a diminué de plus de 10 centimètres. »

Cette observation est intéressante par suite de l'amélioration obtenue par les injections ; elle l'est encore par ce fait qu'à la suite d'une erreur anatomique, on employa d'abord le thymus (1) d'un mouton pour faire les injections ; l'insuccès fut complet. Ce n'est que plusieurs mois après qu'on voulût tenter un nouvel essai de traitement *et cette fois on s'assura que l'on enlevait réellement le corps thyréoïde. Dès lors, les injections eurent plein succès* (2).

Au mois d'août 1892, nouvelle observation, cette fois rapportée par Robin (de Lyon), dans le *Lyon médical* du 7 août 1802.

(1) Du grec : θύμος (thumos), corps oblong, bilobé, glandiforme situé derrière le sternum, occupant la partie supérieure du médiastin antérieur et la partie inférieure du cou où il est couvert par les muscles sterno-hyoïdiens et sterno-thyréoïdiens. Le thymus paraît vers le troisième mois après la conception et augmente de volume jusqu'à la fin de la première et même de la deuxième année ; ensuite, il s'atrophie peu à peu et vers la dixième ou la douzième année, on ne trouve plus à la place qu'il occupait qu'un tissu graisseux plus ou moins abondant.

(2) *Archives de Physiologie*, 1892, page 748.

Il s'agit d'un enfant de 7 ans. L'accouchement ne s'était fait qu'au 10ᵉ mois « et à la naissance, l'enfant énorme (14 livres) était comme infiltré, bouffi particulièrement au visage, aux pieds et aux mains, les lèvres étaient pendantes et grosses. Ces faits bien constatés n'attirèrent pas cependant une attention particulière, et ce ne fut que plus tard, vers le 15ᵉ ou 16ᵉ mois, que l'on commença à s'inquiéter du peu de développement physique et psychique de l'enfant, ainsi que de son état de bouffissure, qui n'avait fait qu'augmenter. A ce moment on commença un traitement, frictions, bains chauds, huile de foie de morue, etc., sans résultat. A 7 ans, l'aspect de l'enfant est celui d'un enfant de 3 à 4 ans ; la physionomie est caractéristique du myxœdème, la face est en pleine lune; les joues gonflées, pendantes, sont comme des plaques de rouge ; la bouche est grande, toujours entr'ouverte ; la langue, volumineuse, fait saillie hors de la bouche ; les lèvres sont bleuâtres sur leur surface cutanée ; les paupières sont bouffies..... A la pression des fontanelles on constate que celle-ci persiste. Le cou est gros ; à la palpation on ne peut que soupçonner l'absence de corps thyréoïde ».

« Les membres supérieurs et inférieurs sont légèrement conservés, ils sont gros et courts ; les mains sont élargies et les doigts forment de gros boudins arrondis ; les pieds présentent la même déformation; les avant-bras ainsi que les mains sont agrandis ; la peau est épaisse, écailleuse ; le tronc est difforme ; la peau y est également infiltrée...; le ventre est gros, large... La peau en général est sèche, pâle, épaissie, infiltrée ; cette infiltration est dure, résistante ; la pression du doigt ne marque pas ; la peau est froide, surtout aux extrémités, ce qui répond à la température interne ; le thermomètre n'a jamais marqué plus de 36°5, et 30 est la température habituelle. »

L'enfant n'a jamais marché ; depuis un an seulement il peut se tenir debout. On voit que les mouvements lui coûtent ; ils sont lents, maladroits. Il n'a jamais prononcé une parole quelconque. L'idéation est donc aussi lente que le mouvement lui-même ; son caractère est doux.

M. le D' Robin avait donc affaire à un enfant atteint de myxœdème le mieux caractérisé ; il entreprit les injections de suc thyréoïdien. Ces injections furent faites journellement pendant 4 mois.

Les premiers jours l'enfant s'est pour ainsi dire réveillé de sa torpeur ; ses mouvements, de lents, sont devenus rapides ; son visage s'est éclairé ; au masque froid a succédé la vivacité ; son teint est devenu presque naturel, son regard plus vivant ; il a cherché à s'amuser et bientôt il était capable de marcher seul ; il court maintenant. L'œdème a diminué, puis totalement disparu ; sa peau, rugueuse, épaissie, est devenue souple, ses membres volumineux sont devenus grêles. Aujourd'hui, l'enfant répond par signes à une foule de questions, sa mimique est animée, le son de sa voix est moins rauque ; il la module sans cependant articuler encore ; il essaye de remuer la langue et les lèvres en même temps qu'il émet un son; en 4 mois sa taille s'est allongée plus que pendant 7 ans dans son état antérieur. Sa température s'est élevée, elle est normale maintenant.

Aujourd'hui que le cou s'est désinfiltré, la palpation révèle l'absence de tout corps thyréoïde.

Le Dr Robin apprécie fort bien que ces résultats ne pouvaient être durables, aussi fit-il suivre son premier traitement d'un second, la greffe du corps thyréoïde ; pensant que, si jusqu'à présent cette greffe n'avait pas réussi, c'est qu'on l'avait pratiquée chez des myxœdémateux d'une vitalité trop faible; il espère que l'organisme, amélioré par les injections, pourra donner de la vitalité au corps thyréoïde.

La greffe a donc été pratiquée avec succès dans la région sous-mammaire.

La coïncidence de l'élévation de la température et de la cessation du myxœdème suggéra à M. Robin que le rôle du suc thyréoïdien pourrait être pyogène.

Vers la même époque, M. le professeur Bouchard fit au Congrès pour l'avancement des sciences une importante communication. Ayant fait à deux malades myxœdémateux des injections de liquide thyréoïdien, il obtint des résultats étonnamment rapides, résultats qui se sont montrés favorables de la façon la plus évidente. L'œdème de la face et des bras ainsi que la lenteur de la parole se sont amendés d'une façon frappante. La sensibilité au froid très grande chez ces deux malades a disparu. La sensation urinaire était devenue très abondante au fur et à mesure que les œdèmes avaient diminué. Quelques effets fâcheux se sont produits après les injections : des céphalées, des douleurs dans les membres et le thorax qui à plusieurs repri·ses durent faire cesser le traitement.

M. Bouchard pensait que l'amélioration ne serait que passagère et aujourd'hui son hypothèse s'est vérifiée.

Les deux malades abandonnés pendant quelque temps ont vu survenir de nouveau les phénomènes morbides antérieurs et ont dû être soumis à une nouvelle série d'injections.

Les succès de Murray en Angleterre, de M. Bouchard en France, ont encouragé de nouvelles tentatives. C'est ainsi que Mendel (de Berlin) fit avec succès des injections sur une femme myxœdémateuse (1), âgée de 55 ans ; de même Hale, médecin de l'hôpital à Saint-Georges, a traité quatre malades par les injections de suc thyréoïdien. Dans un cas datant de 15 ans, dans un autre ayant débuté il y a dix-sept ans et dans les deux derniers anciens seulement de

____

(1) *British medical Journal*, March, April and August 1892.

quelques mois, l'auteur a obtenu une amélioration rapide. Des accidents ont suivi les injections : des abcès, des céphalées, une faiblesse
peu générale et une impotence transitoire dans
les membres inférieurs. Halo se servait d'un
liquide rendu aseptique par une petite quantité
d'acide phénique (environ 1 p. 100). Il conclut
des résultats qu'il a obtenus que, contrairement
à l'opinion du Dr Michel Clarke, on doit traiter
par les injections thyréoïdiennes non seule-
ment les myxœdèmes récents, mais encore ceux
de date ancienne (1).

Le Dr Corkhill fut plus heureux encore et put
sans accidents locaux ou généraux obtenir l'apparence d'une guérison complète. Une femme
de 32 ans, mariée et d'une bonne santé habituelle, ayant eu un enfant à terme un an auparavant, commence en mai 1892 à se plaindre de
faiblesse, de gonflement des jambes ; elle devient pâle et anémique. Puis elle accuse une
sensation de constriction à la gorge et en deux
jours il se développe une tuméfaction volumineuse du cou. Elle est incapable de marcher
plus d'un quart de mille sans se sentir épuisée ;
son état s'aggrave et des palpitations très pénibles se produisent.

Le 20 septembre, elle présente les symptômes
ordinaires du myxœdème: grande pâleur, avec
légère congestion des joues ; gonflement des

____

(1) *British medical Journal*, 31 décembre 1892.

paupières ; effacement de l'espace triangulaire du cou et des régions sus-scapulaires qui sont comblées par un tissu induré ; tuméfaction des mains, des pieds et des jambes, sans dépression sous le doigt. Les cheveux sont grêles et tombent ; le cuir chevelu est couvert de croûtes. La glande thyréoïde a près de 4 fois son volume ordinaire ; la parole est lente et la malade « demande le temps de penser ». Digestions bonnes ; cœur normal ; l'urine ne contient ni sucre, ni albumine.

Le 24 septembre, première injection de 0 gr. 90 de suc thyréoïdien. Cette injection est répétée 3 fois par semaine pendant 2 mois. L'amélioration fut rapide.

Le 28 novembre, toute trace de gonflement avait disparu ; la peau avait repris sa souplesse normale ; les cheveux sont encore grêles, mais les croûtes du cuir chevelu ont disparu. La thyréoïde est encore hypertrophiée, mais a diminué de moitié. La malade est aussi vive et alerte qu'avant le début de sa maladie ; elle n'est plus anémique et paraît absolument guérie. »

Depuis quelques semaines nous traitons par les injections de suc thyréoïdien, une dame atteinte de goitre (hypertrophie du corps thyréoïde) datant de 10 ans, et nous avons déjà constaté une diminution notable de la tumeur. Peut-être obtiendrons-nous une guérison complète.

Tous ces faits nous semblent démontrer à l'évidence l'action homœo-organo-dynamique du liquide extrait du corps thyréoïde dans les affections de cet organe.

C. Traitement des maladies des reins par les injections d'extrait de la substance corticale d'organes homonymes.

Nous croyons que les injections d'extrait de la substance corticale des reins, auxquelles nous avons eu recours dans quelques cas de néphrite (1) albumineuse, ont largement contribué aux guérisons que nous avons obtenues. Quelques-uns de nos confrères ont aussi employé avec succès le liquide rénal. En 1892, M. le professeur Dieulafoy en a fait usage dans un cas de néphrite très grave présentant des accidents urémiques (2), avec anurie (3). Après l'échec de tous les remèdes diurétiques, le malade étant

(1) Du grec , νεφρος (néphros), rein. Inflammation d'un ou de plusieurs reins.

(2) Du grec : οὖρον (ouron), urine : urée, substance particulière que l'on rencontre dans l'urine de l'homme et qui est le résultat de l'oxydation de l'*acide urique* : et αιμα (aima), sang. Accumulation de l'urée dans le sang, donnant lieu à des accidents très graves.

(3) Du grec : α (a) privatif, et οὖρον (ouron), urine. Suppression de la sécrétion urinaire.

déjà dans le coma, il lui injecta un centimètre
cube d'extrait de substance corticale de rein,
d'abord deux fois par jour, puis toutes les heures. Bientôt la sécrétion urinaire, complètement
arrêtée depuis 5 jours, reparut, et la torpeur se
dissipa. Malgré cette amélioration incontestable, ce malade in extremis mourut, ce qui n'a
pas empêché le professeur Dieulafoy de déclarer
que l'action favorable de l'injection avait été
manifeste.

D. Traitement des maladies des capsules surrénales (1) et de la maladie bronzée d'Addison (2), par les injections d'extrait d'organes homonymes.

MM. les docteurs Charrin, Langlois et Abé-
lous ont été les premiers praticiens qui eussent

(1) Petits corps aplatis, triangulaires, situés dans l'abdomen, au-dessus des reins qu'ils recouvrent i manière de casque. Ils renferment une cavité à parois
épaisses, formées de petites granulations rassemblées
en lobules. Cette cavité contient une humeur brune,
rougeâtre ou jaunâtre qu'on a cru être l'atrabile des
anciens. Les fonctions de ces organes annexes du rein
ne sont pas encore connues,

(2) Maladie décrite en premier lieu par le médecin
anglais Addison et caractérisée par une coloration
d'un brun verdâtre, plus ou moins foncée étendue à
tout le tégument, par une perte constante des forces
et par une altération particulière des capsules surré-
nales.

appliqué cette méthode homœo-organo-dynami·
que, mais comme ils n'ont eu l'occasion de traiter que des malades dont l'affection était parve-
nue à une période très avancée, et qui présentaient
des signes de tuberculose générale, ils n'ont
pu tirer de leur pratique des conclusions certaines. Il est à souhaiter qu'ils soient à même
de donner leurs soins à des sujets atteints de
cette grave maladie dès qu'ils se plaindront de
la perte de forces, symptôme initial qui se manifeste avant la pigmentation de la peau. Nous
sommes persuadé que dans ces conditions le
traitement sera efficace, surtout avec l'alter-
nance du liquide testiculaire dynamogéniant.

E. Traitement des maladies du pancréas (1), notamment du diabète maigre dû à l'altération de cette glande, par les injections d'extrait d'organes homonymes.

Depuis de longues années déjà, on a constaté
à la nécropsie de certains diabétiques, des alté-

(1) Du grec : παγκρεας (pancréas), composé de πᾶς (pas),
tout, et κρέας (créas), chair : qui est tout charnu. Glande
profondément située dans l'abdomen au niveau de la
douzième vertèbre dorsale, au milieu des courbures de
la première partie de l'intestin grêle, nommée duodé-
num. Elle sécrète un liquide digestif qui s'écoule dans
cette partie du tube digestif et qui est indispensable à
la chylification.

rations profondes du pancréas. Cette particularité a été mise en lumière par les docteurs Griesinger, Frerichs, Bright et quelques autres. Mais c'est surtout le docteur Lancereau qui a établi que dans les cas où le pancréas était ainsi lésé, il s'agissait d'un diabète spécial caractérisé par une marche rapide et fatale, un amaigrissement et un abattement extrêmes, et auquel il a donné le nom de *diabète maigre*, par opposition au diabète dans lequel le malade conserve pendant 10, 20, et même 30 ans un certain embonpoint et qui a été appelé le *diabète gras*.

Des expériences physiologiques très intéressantes ont été faites sur des chiens par les docteurs von Méring et Minkowski, expériences qu'ils ont mentionnées au 62° congrès des médecins allemands à Heidelberg. Ces savants ont reconnu qu'après l'extirpation complète du pancréas (1), les chiens présentaient tous les symptômes du diabète maigre de l'homme, tandis que ceux-ci ne se manifestaient pas si l'ablation du pancréas n'était que partielle.

Le professeur Andréa Capparelli (de Catane) a publié dernièrement un travail fort intéres-

---

(1) D'après le docteur Thiroloix, la glande pancréatique se comporte comme une glande qu'avec Brown-Séquard on peut appeler glande à sécrétion interne ; elle verse dans le torrent circulatoire (les veines servant de canaux excréteurs) des produits qui assurent et ménagent la consommation du sucre dans l'organisme.

sant sur le *diabète pancréatique*, et dans lequel il parle des résultats remarquables qu'il a obtenus en traitant des chiens diabétiques à l'aide d'une bouillie de pancréas qu'on vient d'enlever à un autre chien et injectée dans la cavité abdominale.

Dès la 4ᵉ heure, la quantité de sucre tomba de 20 % à 5 %.

Les docteurs Thiroloix et Gley ont aussi pratiqué des injections d'extrait pancréatique sur des chiens atteints de diabète, mais leurs expériences n'ont pas été aussi concluantes que celles du docteur Capparelli.

Le docteur Comby a publié, dans le *Progrès médical* de janvier 1893, la relation d'un cas de *diabète maigre* chez l'homme, traité sans avantages par des injections de liquide pancréatique. Il est vrai que ce malade était dans l'état le plus grave ; il rendait chaque jour de 7 à 10 litres d'urine et perdait quotidiennement 800 grammes de sucre, 75 grammes d'urée et 65 grammes de phosphates. Il ne serait vraiment point légitime de tirer de cet insuccès une conséquence défavorable à la méthode.

La dyspepsie (1) pancréatique a été traitée

(1) Du grec : δύς (dus), difficile, et πέψις (pepsis), digestion. La dyspepsie pancréatique consiste en une digestion difficile, dépravée, due à un mauvais fonctionnement du pancréas.

avec grand succès par les injections de liquides extraits du pancréas. Nous y avons eu recours fréquemment dans cette affection assez commune et nous avons toujours eu à nous en louer.

———

Nous pourrions publier maintenant un certain nombre d'observations personnelles démontrant à l'évidence l'action bienfaisante d'autres liquides organiques extraits du *foie*, de la *rate*, des *poumons*, des *ovaires*, de la *prostate*, de l'*estomac*, du *cœur*, etc., et mis en usage dans le traitement des maladies des organes correspondants, mais nous pensons que ce serait étendre outre mesure le cadre de ce livre. Aussi bien, les cas cliniques que nous avons relatés suffisent-ils amplement à mettre à l'abri du doute l'efficacité des liquides homœo-organo-dynamiques.

———

IV

Explication rationnelle de la méthode
BROWN-SÉQUARD.

L'action dynamogéniante du liquide testiculaire s'explique aisément. N'est-ce pas dans les testicules que la nature, en vue de la reproduction de l'espèce, a concentré la plus grande parties des forces vitales? Et ces organes ne peuvent-ils pas être considérés comme de véritables condensateurs ou accumulateurs du dynamisme ?

Dès lors qu'y a-t-il d'extraordinaire à ce qu'un liquide extrait des testicules d'un animal vivant ou récemment mis à mort et qui par conséquent ont conservé dans leurs éléments cellulaires plus qu'un souvenir de la vie, je veux dire, la vibration vitale elle-même, qu'y a-t-il d'extraordinaire, dis-je, à ce qu'un liquide ainsi préparé devienne le véhicule de la dynamique vitale et en répande dans toute l'économie les effluves bienfaisants et régénérateurs ?

Ce qui serait surprenant au contraire, c'est qu'il n'en fût pas ainsi ?

Quant à l'action des liquides physiologiques extraits de divers organes et employés dans le traitement des affections des organes homonymes, elle relève évidemment de la grande *loi des semblables*, ou *homœopathique* : SIMILIA SIMILIBUS CURANTUR, écrite sur notre drapeau.

En effet, qu'y a-t-il de plus homœopathique, ou, pour employer une expression plus exactement scientifique, de plus *homœodynamique*, qu'une substance extraite d'une partie du corps d'un animal et agissant directement, par *affinité élective*, sur les organes correspondants d'un malade ?

N'est-ce pas l'application la plus manifeste de notre grande loi curative dont l'immense vérité se dégage lumineusement non seulement de toute la tradition médicale, mais chaque jour encore, des travaux de nos adversaires ?

Comme les découvertes de Jenner et de Pasteur, celle du professeur Brown-Séquard confirme donc sans conteste le *principe de similitude*, principale assise de notre thérapeutique positive, en même temps qu'elle sanctionne *les idées vitalistes* et *dynamistes* qui ont inspiré les aphorismes fondamentaux de l'École homœopathique.

S'il est vrai, comme l'expérience l'a depuis longtemps démontré, que chaque médicament possède la propriété d'exercer une action dynamique spéciale sur tel ou tel organe ou tissu par suite d'une *affinité élective*, il est non moins incontestable que les extraits organiques injectés portent directement leur influence virtuelle (1) sur les tissus ou organes homonymes, en vertu de l'axiome de Paracelse : « *simile sui simile quærit.* »

Dans toutes les maladies, le principe vital qui imprègne les organes ou les tissus et qui préside à leur jeu physiologique, est affaibli ou perturbé et il en résulte des altérations pathologiques plus ou moins graves de ces mêmes organes ou tissus qui ne peuvent revenir à l'état sain qu'à la condition que le principe vital lui-même, cette puissance *organisante, génératrice* et *régénératrice, ce génie intime de tout l'être vivant* (Herder), reprenne ses propriétés normales. Or, les liquides extraits des différents organes et qui en vertu de *la loi des semblables ou homœopathique* portent leur action dynamique directement sur les organes similaires, y augmentent la vitalité ou la modifient dans un sens favorable. Celle-ci étant ainsi ramenée à l'état physiologique, l'altération des tissus et des fluides qui n'étaient que les conséquences de l'épuisement ou de la perturbation vitale, disparaît bientôt.

(1) *Du latin : virtus*, puissance.

V

Synthèse dynamothérapique

Si, comme nous l'avons vu, les injections de liquides testiculaires, en relevant seulement les forces des malades ont pu, dans quelques cas, suffire à améliorer leur état et à amener même leur guérison, on comprendra aisément que les chances de succès seront bien plus grandes encore par l'emploi concomitant ou successif des différents agents *dynamothérapiques* qui par leur action synergique pourront triompher des maladies les plus graves et même de celles qui ont été jusqu'ici considérées comme incurables.

Les diverses méthodes dynamothérapiques, sont :

1° *L'homœo-pharmaco-dynamie* (homœopathie).

2° *L'homœo-organo-dynamie.*

3° *L'homœo-gennémo-dynamie.*

4° La *dynamothérapie* basée sur l'emploi des injections de liquide testiculaire ou dynamogéniants ; de l'électricité ; du massage ; du magnétisme ; de la métallothérapie ; de la psychothérapie (1) hypnotique (2) ; de l'hydrothérapie et de la gymnastique.

(1) Du grec : Voir la note (4) page IV (avant-propos.)
(2) Du grec : Voir la note (5) page IV (avant-propos.)

1° HOMŒO-PHARMACO-DYNAMIE
(HOMŒOPATHIE)

> « Similia in similia agere posse, similia similiaque petere ». Les semblables agissent sur leurs semblables ; les semblables réclament leurs semblables.
>
> HIPPOCRATE.

> « Similia similibus curantur ». Les semblables sont guéris par leurs semblables.
>
> HAHNEMAN.

Cette méthode thérapeutique, aussi ancienne que la médecine elle-même, puisqu'on la trouve formulée dans les ouvrages d'Hippocrate, 500 ans avant Jésus-Christ, repose essentiellement sur *la loi de similitude* : SIMILIA SIMILIBUS CURANTUR. Elle consiste dans l'emploi, *à doses modérées*, de médicaments pouvant produire *à hautes doses* sur l'homme et les animaux à l'état sain, des lésions et des symptômes semblables à ceux qui caractérisent l'affection qu'on se propose de combattre.

Ces médicaments administrés dans un but curatif, exercent alors directement leur action élective sur les organes ou les tissus atteints et y produisent une impression dynamique spéciale dont résulte une réaction salutaire qui ramène les forces vitales dans l'équilibre physiologique et partant détermine le retour à l'état normal, des parties malades (1).

Chaque fois qu'un remède guérit sûrement une affection quelconque, on peut être certain qu'il exerce une *action homœopathique* ou mieux : *homœodynamique*. Le traitement classique de la fièvre intermittente par le *sulfate de quinine* qui produit des symptômes *semblables* à ceux de cette maladie (2); celui de la *syphilis* par le *mer-*

(1) L'homœopathie s'applique également, bien entendu, au traitement des maladies dites chirurgicales, et souvent elle fait éviter les opérations. Dans le cas où celles-ci sont indispensables, elle y prépare les patients en modifiant leur état général et elle agit encore heureusement après l'intervention chirurgicale, en combattant la fièvre traumatique, l'inflammation, la suppuration, etc.

Il existe en Russie un grand hôpital destiné uniquement au traitement homœopathique des maladies dites chirurgicales et où l'on obtient les cures les plus brillantes.

(2) Hahnemann a fait sa première expérience sur lui-même à l'état sain, en s'administrant le médicament considéré par les allopathes comme spécifique de la fièvre intermittente : *la quinine*, et il a éprouvé bientôt des symptômes semblables à ceux de cette fièvre.

D'ailleurs plusieurs auteurs allopathes même, ont constaté cette particularité. Un rapport présenté à l'Académie de médecine le 7 octobre 1850, sur la santé des ouvriers qui s'occupent de la fabrication de la quinine, établit d'une manière évidente que ceux-ci sont souvent atteints d'une *fièvre intermittente artificielle*. Le docteur Bretonneau a confirmé cette action physiologique dans le *Journal des connaissances médico-chirurgicales*, tome I, page 130.

On lit également dans la *Revue médicale* de mars 1840, page 46, un article dû au Docteur Aubert, dans

cure, dont l'emploi chez le sujet sain suscite des phénomènes analogues à ceux de cette diathè- se (1); celui de la défaillance du cœur, avec trou-

lequel il fait part des expériences du Docteur Gan- dorp, médecin militaire très distingué, et desquelles il résulte que le *sulfate de quinine* provoque chez les individus en bonne santé *des accès de fièvre intermit- tente.*

MM. Merat et De Lens, dans leur *Dictionnaire de Matière médicale*, ont également affirmé que « *la qui- nine produit sur le sujet sain une fièvre intermittente sem- blable à celle qu'elle guérit* ».

(1) Le mercure, que les allopathes ont nommé *spéci- fique de la syphilis*, fait naître sur le sujet sain des lé- sions et des symptômes tellement semblables à ceux de cette maladie, que fort souvent — comme l'ont même avoué les allopathes fameux Trousseau et Pidoux — on ne sait si le malade présente des altérations prove- nant du mercure, ou bien de la vérole. Les ulcères que ce médicament détermine chez l'homme sain sont semblables au chancre primitif et aux ulcérations se- condaires. Hahnemann les a observés sur le gland et le prépuce. Bretonneau les a rencontrés sur les or- ganes génitaux des chiens auxquels il avait adminis- tré ce médicament.

MM. Monneret et Fleury, en s'occupant du *mercure* dans leur ouvrage, déclarent avoir vu ces ulcères se produire dans la bouche et dans la gorge. En outre, il est notoire et reconnu par tous les auteurs allopa- thes, que ce médicament engorge les ganglions lym- phatiques ; fait naître une éruption semblable à la *ro- séole syphilitique* ; provoque la chute des cheveux et des poils ; produit le gonflement du périoste ; la carie des os ; les symptômes de l'iritis ; enfin, tout le cortège des accidents de la syphilis primitive et secondaire.

C'est après avoir reconnu l'exactitude de ces faits, que le Docteur Zlatarowich, professeur de thérapeuti- que à l'École de médecine de Buda-Pest, devint homœo-

bles fonctionnels (irrégularité et intermittence des contractions), par *la digitale* qui les produit (1), etc., sont des exemples frappants, choisis parmi cent autres, de l'homœopathicité d'un grand nombre de médicaments employés empiriquement par les allopathes qui deviennent ainsi des *homœopathes inconscients !*

pathe. Voici comment il a raconté cet événement :

« Je traitais du *mercure* et des effets physiologiques de cette substance, quand tout à coup je m'aperçois que je fais la description à peu près exacte de la vérole. Cette idée me traverse l'esprit comme un éclair, me frappe et m'interdit au point que je suis forcé de plier mes notes et de terminer brusquement la leçon, à la grande stupéfaction de, mon auditoire. Rentré chez moi, je fais renvoyer tout visiteur pour ne pas être distrait, et, dans un état de vive agitation, je me mets à réfléchir à la découverte importante que je venais de faire. Je ne connaissais l'homœopathie que d'une manière très imparfaite et j'avais contre elle les préventions communément partagées par ses adversaires. Cependant, son principe des semblables me vint naturellement à l'esprit et je cherchai avidement dans cette doctrine, l'explication et la vérification générale de la particularité qui m'avait si vivement frappé dans les effets du mercure. Je vérifiai, pour toutes les substances médicamenteuses, la réalité de *cette merveilleuse loi des semblables, loi générale et fondement de l'art de guérir.* J'ai adopté depuis lors et sans restriction, la méthode homœopathique. »

(1) Il résulte des travaux des docteurs Black, Jœrg, Madden, Richard Hugues, Hempel, homœopathes, aussi bien que de ceux de Christison, Taylor, Pereira, Wood, etc., allopathes, que la digitale agit directement sur le tissu musculaire qu'il *affaiblit* jusqu'au point même de le paralyser et qu'elle détermine *l'irrégularité* et *l'intermittence* du pouls.

L'application involontaire de la loi des semblables ou homœopathique est encore évidente dans l'emploi classique du cataplasme chaud sur un phlegmon ; des injections vaginales et rectales d'eau très chaude dans les inflammations de la matrice et de la vessie ; elle se retrouve encore dans les applications de remèdes irritants ou caustiques dans le traitement des inflammations ou ulcérations des parties accessibles, pratique relevant de la *méthode substitutive* imaginée par le professeur Trousseau et qui n'est que de l'*homœopathie topique*, comme l'a déclaré dans son cours M. le professeur Germain Sée :

« Les substitutionnistes, a-t-il dit, ne sont que des homœopathes. Lorsque Trousseau a préconisé sa fameuse méthode substitutive, les homœopathes ont prétendu qu'il faisait de l'homœopathie, et Trousseau n'a pu leur répondre ! »

2° HOMŒO-ORGANO-DYNAMIE (1)

> « Similia similibus applicanta ». Les semblables doivent être appliqués à leurs semblables.
>
> Thomas CAMPANELLA.

Dans le chapitre précédent nous croyons avoir suffisamment expliqué en quoi consiste

____

(1) Du grec : ὅμοιος (homoïos), semblable ; ὄργανον (organe) ; et δύναμις (dunamis), force. Force thérapeutique provenant d'un organe semblable à celui dont on veut guérir l'affection.

ce procédé faisant partie de la méthode de Brown-Séquard, et qui constitue une ressource considérable surtout dans le traitement des maladies chroniques.

3° HOMŒO-GENNÉMO-DYNAMIE (1)

> « Scorpio scorpionem curat (2) ». Le scorpion guérit le scorpion (c'est-à-dire la morsure de cet insecte).
>
> PARACELSE.

> « Œqualia œqualibus curantur. » Les pareils guérissent leurs pareils.
>
> LUX.

(Agents homœodynamiques curatifs et préventifs, constitués par les produits morbides (3) dynamisés) (4).

Des auteurs anciens, Athanase Kircher, Van Helmont et bien d'autres, avaient déjà fait men-

(1) Du grec : ὅμοιος (homoios) semblable, γεννέμος (gennémos) produit, et δύναμις (dunamis) force. Force thérapeutique provenant des produits des maladies et agissant d'après la loi de similitude.

(2) Depuis les temps les plus reculés, dans les pays où il existe des scorpions, on a coutume de préparer ce que les latins appelaient : *Scorpiacum* et qui n'est que de l'huile dans laquelle on a fait mourir des scorpions. Dès qu'une personne a été mordue par un de ces insectes venimeux, on applique sur la plaie un peu de cette huile, *qui n'est qu'une atténuation empirique du venin*, et le patient se trouve bientôt guéri.

(3) Du latin : morbus, maladie.

(4) Du grec : δύναμις (dunamis) force ; transformés en forces thérapeutiques.

tion de ces agents, qui ont leur origine dans la médecine populaire et qui se rattachent à la doctrine des signatures. Mais ce n'est qu'en 1833 qu'un vétérinaire homœopathe, nommé Lux, a le premier posé en principe, *que toutes les maladies virulentes et contagieuses renferment dans leurs produits mêmes, les éléments de leur guérison et de leur prophylaxie* (1).

Un grand nombre d'homœopathes ont suivi cette voie. Le docteur Gros, s'inspirant des travaux de Lux, a fait usage contre la variole, du vaccin jennérien *atténué* (2), sous le nom de *vaccinine*, administré en potion, et en a obtenu les résultats les plus remarquables. Il a même proposé cette préparation comme un préservatif souverain de la petite vérole, préférable même à l'inoculation préconisée par Jenner.

Constantin Héring, célèbre médecin homœopathe américain, a établi également que certains produits de maladie ont une action bien marquée sur les affections qui les ont fournies ; qu'ainsi, *le virus rabiéique* (3) atténué était un puissant remède contre la rage (4), et que la *va-*

(1) Du grec προφυλάσσειν (propulassein), préserver. La prophylaxie est la partie de la médecine qui a pour objet la préservation des maladies.

(2) Cette *atténuation*, appelée aussi *dynamisation*, s'obtient par des triturations et des dilutions successives faites selon les procédés de la *pharmacopée homœopathique.*

(3) *Du latin : rabies*, rage.

(4) On sait que les procédés de Pasteur reposent sur les mêmes principes.

riole, la *lèpre*, la *leucorrhée*, la *blennorrhée chro-nique*, la *phthisie*, le *cancer*, etc., pouvaient être traités avantageusement par leurs produits *atténués* pris sur le sujet lui-même.

Cette méthode basée sur le *simillimum* et que nous avons mise en pratique dans les affections les plus graves, nous a donné de grandes satis-factions.

Nous nous servons habituellement dans ces cas, de la 12e *atténuation du produit pathologique individuel*, en en versant une goutte ou deux dans deux centimètres cubes d'eau distillée frai-chement bouillie que nous administrons en in-jections hypodermiques (1).

Nous traiterons bientôt cette importante question plus longuement dans un ouvrage qui aura pour titre : LE TRIOMPHE DE L'HOMŒOPATHIE, *dont la vérité est péremptoirement prouvée par la tradition médicale, les travaux et les aveux des allopathes, et les méthodes de* JENNER, PAS-TEUR *et* BROWN-SEQUARD.

(1) Pour cette pratique, chaque malade possède sa seringue particulière, laquelle est passée à l'eau bouil-lante après chaque injection.

4° Dynamothérapie basée sur l'emploi de l'extrait testiculaire dynamogéniant ; de l'électricité ; de la métallothérapie ; du massage ; de la gymnastique ; du magnétisme ; de la psychothérapie hypnotique (1) et de l'hydrothérapie..

Tous ces moyens dont l'action se trouve en harmonie avec celle des agents homœo-dynamiques, ont pour effet d'augmenter ou de modifier la vitalité des parties malades par l'action dynamique qu'ils exercent directement sur eux soit topiquement, soit par l'intermédiaire de l'esprit du patient, soit enfin en s'adressant à toute l'économie, et contribuent ainsi au rétablissement de ces parties dans l'ordre physiologique.

Il appartiendra au tact et à l'expérience du praticien de choisir parmi les divers agents dynamothérapiques ceux qui pourront être le plus utiles á leurs malades et de les combiner diversement selon les cas et les situations morbides.

(1) Voir les notes 4 et 5, page IV (avant-propos).

VI

De la préparation des liquides organiques.

Les organes de tous les mammifères peuvent servir à la préparation des liquides homœo-organo-dynamiques ; mais comme nous le dirons plus loin, on se sert de préférence actuellement des testicules de taureaux pour la préparation de l'extrait testiculaire dynamogéniant. Les premières expériences ont été faites avec du suc testiculaire de cobaye. On prenait deux cobayes vigoureux âgés de quatre à six mois. Après les avoir tués par la section du cou, les testicules, les canaux déférents et les vésicules séminales étaient débarrassés de leur graisse et des parties musculaires adhérentes. Les organes divisés avec des ciseaux flambés, étaient pesés dans un verre à expérience d'une contenance d'environ 250 centimètres cubes (1). Leur poids connu, on les additionnait de trois fois ce poids de glycérine. Le tout était agité et laissé en macération, pendant une demi-heure. Au bout de ce temps, on ajoutait à la masse un

(1) Le même procédé était employé pour la préparation des autres liquides organiques.

poids d'eau récemment bouillie équivalant au double du poids de la glycérine. Après agitation et une nouvelle macération d'une demi-heure, le tout était passé à travers un linge fin ou filtré au papier. Le liquide ainsi clarifié était prêt à subir l'opération de la stérilisation. Celle-ci se faisait tout d'abord à l'aide d'une filtration à travers une bougie d'alumine et dans le vide. Cette bougie poreuse était montée sur un vase en verre mince portant une tubulure. A l'aide d'un caoutchouc à parois épaisses, cette tubulure était rattachée à une petite pompe à vide.

La manœuvre de l'appareil est dès lors facile à comprendre. Le vide fait dans le vase à l'aide de la pompe, le liquide était obligé de traverser rapidement la bougie sous la pression atmosphérique. Ainsi filtré, il était absolument dépourvu de germes, grâce à l'excessive finesse des pores de la bougie.

C'était un dispositif très simple, mais il avait deux inconvénients : d'abord l'extrême lenteur de la filtration, puis le peu de volume du vase obligeant dès lors à des manipulations réitérées pour vider d'abord l'appareil et le remettre en batterie. On essaya de parer à ces inconvénients en remplaçant le vase tubulé par un simple ballon d'une capacité double ou triple du volume de liquide à filtrer à la bougie. Le vide nécessaire pour que la filtration eût lieu était fait dans le ballon de la manière suivante :

On versait dans le ballon une cuillerée d'eau,

puis on portait à l'ébullition ; quand la vapeur d'eau avait chassé tout l'air, on fixait hermétiquement la bougie. La vapeur, en se condensant, amenait le vide dans l'appareil et la filtration stérilisante s'opérait. Mais si le volume était suffisant, la lenteur de l'opération était désespérante. Après deux années de patientes recherches faites au Collège de France par M. le D^r. d'Arsonval, le mode de préparation des liquides organiques a été modifié ; et, sans entrer dans les détails de tous les essais qui ont conduit au dernier procédé actuellement employé, nous allons donner ici le mode opératoire auquel nous avons recours et qui est identiquement le même que celui qui est employé au Collège de France.

L'opération a deux temps :

1° La préparation du liquide,

2° La stérilisation sous pression d'acide carbonique.

Avant tout, disons que la préparation de l'extrait organique testiculaire peut être appliquée à l'obtention de tous les autres extraits organiques (ovarique, mammaire, pancréatique, ganglionnaire, névroglique, hépatique, pulmonaire, thyroïdien, musculaire, etc., etc.). Pour la préparation du liquide dynamogéniant, on prend à l'abattoir des testicules de taureau de préférence à tout autre parce qu'ils donnent un extrait puissant, d'une conservation plus longue.

7°

Au moment où l'animal vient d'être abattu, on fait une ligature du cordon, le plus haut possible pour que les organes restent gorgés de sang. Arrivés au laboratoire les testicules sont placés sur une grande plaque de verre dépoli, lavée à la liqueur de Van Swieten (1), puis à l'eau bouillante. A l'aide de ciseaux flambés, nous les dépouillons de toutes leurs enveloppes. Une fois à nu, ils sont lavés sous un filet de liqueur de Van Swieten, puis sous un large filet d'eau distillée bouillie récemment et à peine refroidie. Ils sont alors coupés en quatre, cinq, ou six rondelles, suivant leur volume, et perpendiculairement à leur grand axe.

Cette division en rondelles se fait à l'aide d'un couteau long à lame fine et stérilisé avec soin au moyen de la liqueur de Van Swieten et à la flamme. On place alors les rondelles dans un cristallisoir à couvercle rodé, et entouré de glace pilée. On les arrose de glycérine chimiquement pure, à 30°, neutre, exempte de fer ; de manière à ce que le poids de glycérine soit le même que celui des rondelles, soit kilogramme pour kilogramme.

Le cristallisoir, préalablement bien stérilisé,

(1) Antiseptique d'une grande efficacité, dont voici la formule :

Bi-chlorure de mercure : une partie.
Eau : 900 parties.
Alcool : 100 parties.

est couvert et on laisse le tout en macération pendant 24 heures en ayant soin de retourner les rondelles toutes les deux ou trois heures, dans le liquide glycérique. Au bout des vingt-quatre heures de macération on ajoute 500 centimètres cubes d'eau bouillie contenant 5 % de chlorure de sodium pur.

On agite et on laisse macérer encore une demi-heure. Le liquide est alors prêt à filtrer. Avant la filtration, on stérilise avec le plus grand soin le filtre, l'entonnoir, le ballon récepteur en s'assurant d'une stérilisation absolue.

Le filtre est un papier Laurent 8 qui favorise la filtration du liquide épais et donne une liqueur très claire. L'appareil bien stérilisé, on débarrasse le liquide de ses rondelles d'organes, et on filtre.

Le liquide obtenu est limpide, légèrement teinté en rose.

Si on veut ne stériliser qu'à l'autoclave, on met le filtre double ; si l'on veut une stérilisation au filtre-bougie sous pression, un seul filtre suffit.

Ce liquide une fois obtenu, on le conserve dans des flacons bouchés à l'émeri, afin de lui faire subir la stérilisation par pression d'acide carbonique, soit à l'autoclave, soit à travers la bougie d'alumine. Nous donnons la préférence au stérilisateur-filtre d'Arsonval.

Sans entrer ici dans la description de l'appa-

reil stérilisateur, nous mentionnerons seulement les principes sur lesquels il repose.

Sous une pression de 50 à 60 atmosphères
durant une heure ou deux, tous les germes
organiques sont tués. Les albuminoïdes ne sont
nullement altérés, pas plus que les ferments
solubles, ainsi que le prouvent les expériences
du Dr d'Arsonval sur la levure de bière et le
pancréas.

Lorsque la stérilisation est complète le liquide
sous pression traverse une bougie d'alumine et
dès lors se trouve stérilisé et filtré à la fois.

Il est des liquides qui n'ont pas besoin de cette
dernière filtration à la bougie, car une simple
pression suffit à les stériliser. Pour cela, on sup-
prime la bougie et l'appareil devient un autoclave à acide carbonique. Le liquide filtré, bien
clair, est soumis à une pression de 53 atmosphères d'acide carbonique.

En laissant agir la pression pendant deux
heures, on est certain d'avoir tué tous les micro-
organismes qu'on rencontre d'habitude dans
les tissus normaux.

Il arrive parfois que l'on soit obligé d'opérer
plus rapidement ; dès lors on porte l'autoclave
dans un bain-marie à 42° centigrades ; la pression monte alors jusqu'à 9° atmosphériques.
Sous l'influence de cette pression tous les germes vivants sont instantanément détruits sans
que les substances albuminoïdes soient atteintes
en quoi que ce soit.

Le liquide ainsi obtenu est d'une pureté parfaite ; il est d'une conservation facile. Nous le
divisons en flacons de 30 grammes bouchés au
liège.

Lorsque la préparation a été bien conduite,
les vases bien rincés, les bouchons bien stéri-
lisés, le liquide obtenu peut se garder plusieurs
mois sans altération, ainsi que nos expériences
nous l'ont prouvé, à condition, toutefois, que les
flacons soient bien bouchés et tenus au frais.

VII

Procédé opératoire

La seringue devant servir aux injections de
liquides organiques doit pouvoir en contenir au
besoin 5 centimètres cubes. Les aiguilles, en
platine iridié, doivent être très fines, de manière
à ce que leur introduction sous la peau ne détermine qu'une sensation de piqûre peu douloureuse.

Avant de se servir de la seringue munie de son
aiguille, on la lavera soigneusement avec de la
liqueur de Van Swieten, le meilleur des anti-
septiques, puis on la rincera à l'intérieur et à
l'extérieur avec de l'eau bouillie et filtrée ; ensuite on passera l'aiguille à la flamme d'une
lampe à alcool. Cela fait, on puisera le liquide,
puis, pour chasser l'air contenu dans la seringue
et dans l'aiguille, on la maintiendra de manière
à ce que la pointe soit dirigée en haut, et l'on
poussera lentement le piston afin d'éliminer l'air
contenu dans l'instrument ; la sortie de quelques gouttes de liquide donnera l'assurance que
tout l'air a disparu.

Cette précaution prise, on fera un large pli à
la peau et on y enfoncera l'aiguille de manière à
ce que son extrémité se trouve entre les deux

parties de ce pli; enfin, on poussera lentement le piston jusqu'à ce que tout le liquide ait pénétré dans le tissu cellulaire sous-cutané.

Cette petite opération, pratiquée avec les précautions requises sur lesquelles nous venons d'insister, ne sera que fort peu pénible et tout à fait exempte de dangers.

Le nombre de séances et la quantité d'extraits à employer varient d'après les cas et d'après la nature des préparations. Les liquides ne doivent jamais être injectés purs, car dans cet état ils provoqueraient de la douleur et pourraient déterminer une lymphangite. On y ajoutera, par parties égales, *de l'eau distillée*. Si, malgré cette précaution, l'opération était encore douloureuse, on étendrait l'extrait d'une quantité d'eau plus grande, mais toujours dans la seringue et non dans le flacon où se conserve le liquide.

Les injections peuvent se faire soit à la fosse, soit le long de la colonne vertébrale s'il s'agit du suc testiculaire dynamogéniant ; mais si l'on fait usage des extraits homœo-organo-dynamiques, il faudra les faire pénétrer le plus près possible des organes atteints.

APPENDICE

Nous lisons dans le *Temps*, n° du 26 avril 1893 :
« *De la méthode de M. Brown-Sequard.* —
M. Brown-Sequard vient de faire à l'Académie des
Sciences, l'exposé des principaux résultats obtenus par lui et par plus de douze cents médecins
auxquels il a fourni du liquide organique (testiculaire) destiné à l'expérimentation de la méthode dont il est l'inventeur.

Ces résultats ont dépassé, suivant lui, de
beaucoup toutes les espérances.

Ils ont été on ne peut plus satisfaisants, non
seulement dans le traitement des affections où
les cliniciens ont déjà reconnu l'efficacité de l'injection du suc organique, mais encore dans
nombre de maladies pour le traitement desquelles on était loin de soupçonner les propriétés de
la « brown-sequardine ».

Suivant M. Brown-Sequard, le suc organique
(testiculaire) ne guérit, dans l'acception rigou-
reuse du terme, aucune maladie, mais l'injection
de cette substance exerce une influence incontestable et incontestée sur le système nerveux
central.

Sa puissance modificatrice de la nutrition des
tissus et du système nerveux est indéniable.

Dans 342 cas avérés d'ataxie locomotrice, on a constaté 314 fois la guérison ou tout au moins une amélioration très notable.

Dans les cas de sclérose diffuse ou de sclérose en plaque de la moelle épinière, la guérison a été observée dans la proportion de 8 à 9 fois %.

L'action n'est pas moins efficace dans le cancer. Cent trois malades atteints de cette affection ont été soumis au traitement ; tous présentèrent une amélioration qui se manifesta par la disparition de la coloration jaune paille, caractéristique des cancéreux, la suppression des hémorrhagies et l'abolition de la douleur.

Toutes ces observations ont été contrôlées, dit M. Brown-Sequard, par les cliniciens les plus connus ; aussi importe-t-il plus que jamais, en présence de ces résultats, de poursuivre des recherches dans cette voie.

En terminant, M. Brown-Sequard donne à son travail les conclusions suivantes :

Le liquide orchitique (d'un mot grec qui signifie glande sexuelle) injecté sous la peau peut guérir ou améliorer considérablement des malades atteints des affections, organiques ou non, les plus variées.

Ces améliorations dépendent d'influences que le système nerveux ayant gagné en force exerce sur la nutrition des parties fonctionnellement ou organiquement lésées et aussi de l'entrée dans le sang d'éléments capables d'aider à la formation de nouvelles cellules.

M. Brown-Séquard se propose de revenir sur ces questions dans des communications subséquentes ».

———

GUÉRISON DU PROFESSEUR KARL VOGT

M. Emile Gautier, chroniqueur scientifique au *Figaro*, a signalé dernièrement la guérison du professeur Karl Vogt, de Genève. Voici la lettre que le fils de ce savant vient de lui adresser :

Genève, 9 mai.

Monsieur Emile Gautier, chroniqueur scientifique du FIGARO,

Monsieur et cher maître,

Permettez-moi de vous remercier pour l'article que vous avez consacré à la guérison de mon père, tant en mon nom qu'au sien. Il me charge de vous présenter l'expression de sa gratitude à ce sujet.

Evidemment, chez lui, il ne pouvait être question d'auto-suggestion, puisqu'il se refusa longtemps à employer le remède séquardien, traitant la découverte de son collègue et ami, M. Brown-Séquard, d'illusoire et de peu raisonnée.

Ce qui n'empêche pas qu'aujourd'hui il travaille de nouveau, à soixante-seize ans, tous les soirs jusqu'à minuit, ce qu'il avait cessé complètement de faire depuis plus d'un an ; qu'il voyage en supportant la série des tribulations inhérentes à un déplacement avec la plus parfaite tranquillité, etc. Un fait surtout m'a frappé :

Depuis les injections de séquardine, mon père supporte très allègrement les « bobos » qui affligent si souvent les vieillards, surtout à Genève, où les changements de température sont très brusques. Une forte grippe prise dans la gare de Francfort-sur-le-Mein n'a pas résisté à deux jours de traitement, alors qu'auparavant il en aurait eu — surtout depuis ces cinq dernières années — pour quinze jours de réclusion absolue.

Et dire que je ne lui ai pas fait plus de quarante injections en l'espace de deux mois !

Evidemment, la guérison de mon père, ainsi que celle de M. Brown-Sequard lui-même, du reste, tient du merveilleux, et l'on ne saurait trop, nous qui avons assisté à ces *résurrections*, surtout, proclamer la vertu curative du liquide organique, et notamment sa puissance extraordinaire de régénération des forces qui s'en vont.

Veuillez agréer, monsieur et cher maître, l'expression de ma très haute considération.

Docteur WILLIAM VOGT.

TABLE DES MATIÈRES

Clermont (Oise). — Imprimerie DAIX frères, place Saint-André, 3.

TRAITEMENT SPÉCIAL

DES

MALADIES CHRONIQUES

ET DES AFFECTIONS RÉPUTÉES INCURABLES

PAR

LES DIVERS PROCÉDÉS DYNAMOTHÉRAPIQUES, NOTAMMENT

L'HOMŒOPATHIE COMPLEXE

ET LA

Méthode homœo-organo-dynamique et dynamogénique de

BROWN-SÉQUARD

———

CLINIQUE PHILANTHROPIQUE

17, rue du Helder, 17

———

CONSULTATIONS TOUS LES JOURS

de 8 à 9 heures et demie du matin

ET PAR CORRESPONDANCE

———

Soins et médicaments gratuits
pour les indigents.

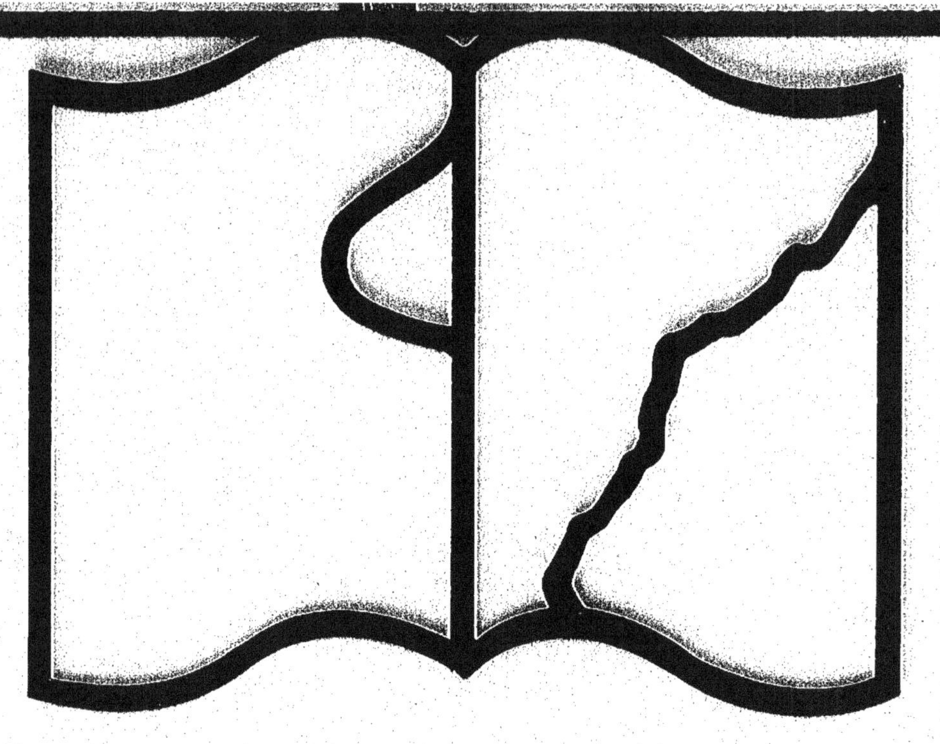

Texte détérioré — reliure défectueuse

NF Z 43-120-11